DESVENDANDO O
BURN-OUT

MARCOS HENRIQUE MENDANHA

Médico do Trabalho, Especialista em Medicina Legal e Perícias Médicas. Advogado especialista em Direito e Processo do Trabalho. Perito Judicial / Assistente Técnico junto ao TRT-GO e TRF-GO. Diretor Técnico da ASMETRO — Assessoria em Segurança e Medicina do Trabalho Ltda. Autor do livro "Medicina do Trabalho e Perícias Médicas — Aspectos Práticos e Polêmicos" (LTr Editora). Coordenador do Congresso Brasileiro de Medicina do Trabalho e Perícias Médicas, e da Jornada Brasileira de Psiquiatria Ocupacional. Associado da ABP (Associação Brasileira de Psiquiatria). Coordenador do CENBRAP — Centro Brasileiro de Pós-Graduações. Colunista da Revista PROTEÇÃO.

PABLO FERREIRA BERNARDES

Médico do Trabalho (ANAMT/AMB), Perito Judicial / Assistente Técnico (TRT-GO), Professor de Pós-Graduação em Medicina do Trabalho e Perícias Médicas (CENBRAP, CEEN-PUC/GO), Médico Coordenador do PCMSO da empresa HP Transportes e das clínicas ASMETRO e CLISMED, Pós-Graduando em Psiquiatria (CENBRAP), Membro Titular da ANAMT (Associação Nacional de Medicina do Trabalho), Membro Titular da APEJUST-GO (Associação dos Peritos na Justiça do Trabalho — 18ª Região), Associado da ABP (Associação Brasileira de Psiquiatria).

PEDRO SHIOZAWA

Doutor em Psiquiatria pela Faculdade de Ciências Médicas da Santa Casa de São Paulo/SP (FCMSCSP). Especialista em Pesquisa Clínica Aplicada pela Harvard Medical School. Membro da Behavioral and Brain Science Society (Cambridge). Professor do Departamento de Psiquiatria e Membro Titular da Comissão Científica da FCMSCSP.

DESVENDANDO O *BURN-OUT*

Uma análise interdisciplinar da Síndrome do Esgotamento Profissional

LTr®

EDITORA LTDA.

Rua Jaguaribe, 571
CEP 01224-003
São Paulo, SP — Brasil
Fone (11) 2167-1101
www.ltr.com.br
Julho, 2018

Produção Gráfica e Editoração Eletrônica: RLUX
Projeto de capa: FABIO GIGLIO
Impressão em Sistema POD: META | www.metabrasil.com.br

Versão impressa — LTr 6078.3 — ISBN 978-85-361-9729-6
Versão digital — LTr 9411.4 — ISBN 978-85-361-9743-2

Dados Internacionais de Catalogação na Publicação (CIP)
(Câmara Brasileira do Livro, SP, Brasil)

Mendanha, Marcos Henrique
Desvendando o burn-out : uma análise interdisciplinar da síndrome do esgotamento profissional / Marcos Henrique Mendanha, Pablo Ferreira Bernardes, Pedro Shiozawa. — São Paulo : LTr, 2018.

Bibliografia.

1. Ambiente de trabalho 2. Ambiente de trabalho — Brasil 3. Bournout (Psicologia) 4. Estresse do trabalho 5. Medicina do trabalho 6. Trabalhadores — Saúde I. Bernardes, Pablo Ferreira. II. Shiozawa, Pedro. III. Título.

18-16857 CDU-616.9803

Índice para catálogo sistemático:

1. Medicina do trabalho 616.9803

Sumário

Capítulo 1

Síndrome de burn-out — Considerações iniciais

Pablo Ferreira Bernardes

Nas últimas décadas, especialmente com o acirramento da competitividade, das pressões por maior produtividade e cumprimento de metas, das relações conflitivas interpessoais, das expectativas e frustrações profissionais, entre outros fatores, tem-se verificado, no meio laboral, a efervescência de uma condição clínica, chamada *burn-out.*

Essa denominação provém da língua inglesa (*to burn*: arder, queimar; out: até o fim). Literalmente, significa "queimar até a chama desvanecer", dando a ideia de um "fogo que vai se apagando aos poucos, até definitivamente cessar". Figurativamente, designa algo que vai sendo consumido (que vai deixando de funcionar) até à exaustão total. Difere do termo *burn up*, que expressa a ideia de "queimar por completo".

Também conhecida como Síndrome do Esgotamento Profissional, a síndrome de *burn-out* é definida como um estado físico e mental de profunda extenuação, que se desenvolve em decorrência de exposição significativa a situações de alta demanda emocional no ambiente de trabalho. Eis a razão pela qual esse termo se aproxima semanticamente, no inglês, de vocábulos ou expressões como *overwork, exhaustion, be used up, suffer overexhaustion*, os quais expressam a ideia de exaustão ou extenuação.

> "Burn-out, é um termo (e um problema) bastante antigo. Burn-Out, no jargão popular inglês, se refere àquilo que deixou de funcionar por absoluta falta de energia. Como gíria de rua, pode aludir àquele que se acabou pelo excesso de drogas. Enfim, uma metáfora para significar aquilo ou aquele que chegou ao seu limite e, por falta de energia, não tem mais condições de desempenho físico ou mental." (*Bur-nout: quando o trabalho ameaça o bem-estar do trabalhador* — Ana Maria T. Benevides Pereira — organizadora)

Outros termos, desde o século XIX, foram utilizados para descrever uma similar condição: *surmenage* (Tuke, 1882); *overstrain* (Breay, 1913); *fadiga industrial* (Park, 1934); *neurocirculatory astenia* (Cohen & White, 1951). Alguns autores empregaram o termo *estresse laboral* na tentativa de assinalar que não se trata de uma síndrome específica, mas de um tipo de estresse que se dá no contexto do trabalho.

Entretanto, a Classificação Internacional de Doenças (Internacional Statistical Classification of Diseases and Related Health Problems 10th Revision), publicada pela Organização Mundial de Saúde, enquadra a síndrome de burn-out no Grupo V, Capítulo XXI *(Problemas Relacionados com a Organização de seu Modo de Vida)*, com a CID-10 Z73.0 (traduzida para a língua portuguesa como "esgotamento").

Por sua vez, a CID-11 (Internacional Statistical Classification of Diseases and Related Health Problems 11th Revision), publicada pela Organização Mundial de Saúde, enquadra a síndrome de burn-out no capítulo intitulado *Problemas Associados ao Emprego ou Desemprego*, com a CID-11 QD85. Seguindo a CID-10, a CID-11 deixa burn-out fora do capítulo dos *Transtornos Mentais, Comportamentais ou do Neurodesenvolvimento*.

Destacamos que a previsão para a CID-11 entrar em vigor é o ano de 2022.

Para a CID-11, *burn-out* é uma síndrome conceituada como resultante do estresse crônico no local de trabalho que não foi gerenciado com sucesso. Na linha da conceituada pesquisadora americana Christina Maslach, o burn-out é caracterizado por três dimensões: 1) sentimentos de esgotamento ou esgotamento de energia; 2) aumento da distância mental do emprego, ou sentimentos de negativismo ou cinismo relacionados ao trabalho de alguém; e 3) redução da eficácia profissional. Ainda para a classificação, o burn-out refere-se especificamente a fenômenos no contexto ocupacional e não deve ser aplicado para descrever experiências em outras áreas da vida.

Em 18 de novembro de 1999, por meio da Portaria n. 1339, o Ministério da Saúde incluiu o burn-out entre os Transtornos Mentais e do Comportamento Relacionados com o Trabalho, tendo como agentes etiológicos ou fatores de risco de natureza ocupacional, o ritmo de atividade penoso (CID-10 Z56.3) e outras dificuldades físicas e mentais relacionadas com o seu ofício (CID-10 Z56.6).

A síndrome de *burn-out* também está inclusa no Anexo II (Agentes Patogênicos Causadores de Doenças Profissionais ou do Trabalho) do Decreto n. 3048/99 da Previdência Social. De acordo com o médico e diretor de Relações Internacionais da Associação Nacional de Medicina do Trabalho (ANAMT), Dr. João Silvestre da Silva Júnior, o afastamento da situação de atividade profissional que é danosa para a saúde é fundamental. "Os casos devem ser avaliados individualmente para entender a repercussão da ocupação naquele caso e o impacto na aptidão para função e na capacidade laborativa. Como síndrome que afeta a saúde do indivíduo, o *burn-out* pode ser justificativa para o afastamento, mas o adoecimento associado deve ser incluso como diagnóstico secundário. O INSS concede benefícios para quadros de *burn-out*. É importante que as empresas emitam a Comunicação de Acidente de Trabalho (CAT) nos casos de diagnóstico da Síndrome."

Cerca de 32% dos mais de 100 milhões de trabalhadores brasileiros sofrem com a síndrome de *burn-out*, segundo estimativa da *International Stress Management Association* no Brasil (ISMA-BR). A proporção é semelhante à do Reino Unido, onde um a cada três habitantes (mais de 20 milhões de pessoas) enfrenta o problema. Mesmo na Alemanha, conhecida por ter carga horária reduzida entre os países desenvolvidos, cerca de 2,7 milhões de pessoas (8% da força de trabalho) apresentam sinais da síndrome de *burn-out*. Nos Estados Unidos, a estimativa é de cerca de 27%. A síndrome de *burn-out* é um problema mundial, que, segundo especialistas, aumenta a cada ano e causa muitos danos à saúde e à economia.

1. PRIMEIROS USOS

Embora Shakespeare, em 1599, na obra *The Passionate Pilgrim* (*"She burnt out love, as soon as straw out buneth"*), e Thomas Man, em 1901, no romance *Buddensbrooks,* tenham aludido metaforicamente ao termo, Schwarta & Will, por meio de um estudo de caso publicado em 1953, conhecido como *Miss Jones*, é que utilizaram, pela primeira vez, de forma científica, o vocábulo *burn-out*. Nesse estudo, os autores descreveram a problemática e o conjunto de sintomas e sinais de uma enfermeira frustrada com o trabalho.

Em 1960, o escritor e jornalista britânico Graham Greene, publicou o romance *A Burn-out Case*, no qual abordou a história de um arquiteto que abandonou sua profissão por causa da desilusão com o trabalho.

No ano de 1969, Harold B. Bradley introduziu, em um artigo científico, a expressão *staff burn-out*, para se referir a um tipo de desgaste profissional que um grupo de oficiais da polícia, que trabalhava com delinquentes juvenis, apresentava. Esse desgaste gerou estranhos comportamentos nesses policiais. Bradley propôs uma nova estrutura organizacional, a fim de conter esse fenômeno psicológico que estava acometendo trabalhadores assistenciais.

A maioria dos autores, porém, creditam ao psicólogo germano-americano Herbert J. Freudenberger a vanguarda na propagação mundial desse termo na comunidade científica e organizacional. Em seu artigo *Staff Burn-Out*, datado de 1974, Freudenberger definiu o *burn-out* como um "incêndio interno", causado por excessivo desgaste de energia e recursos, o qual afeta negativamente a relação subjetiva com o trabalho. Noutro trecho, o psicólogo descreve o *burn-out* como "(...) um estado de esgotamento físico e mental, cuja causa está intimamente ligada à vida profissional". Freudenberger complementou seus estudos entre 1975 e 1977, incluindo em sua definição comportamentos de fadiga, tristeza acentuada, irritabilidade, aborrecimento, perda de motivação, sobrecarga de trabalho, rigidez e inflexibilidade. Freudenberger e Richelson (1980) referiram que, ao examinarem pessoas com *burn-out*, percebiam que nelas havia uma combinação de más escolhas e boas intenções.

A difusão científica da síndrome também se deve à psicóloga americana Christina Maslach, que, divergindo da abordagem clínica de Freudenberger, iniciou estudos com profissionais prestadores de serviços humanos adotando uma perspectiva psicossocial. Nessa ótica, a síndrome de *burn-out* é vista como um processo em que a percepção do contexto, das condições de trabalho e das relações interpessoais também influencia no adoecimento, não somente as características individuais.

Ainda que Freudenberger seja considerado o precursor, na literatura científica, dos primeiros estudos sobre o *burn-out*, coube a Maslach e Jackson o protagonismo na criação e desenvolvimento dos primeiros métodos investigativos e diagnósticos do *burn-out*, o qual conceituaram como "o cansaço físico e emocional que leva a uma perda de motivação para o trabalho, a qual pode evoluir até o aparecimento de sentimentos de inadequação e de fracasso". Maslach e Jackson elaboraram um postulado específico da síndrome, bem como validaram um instrumento de mensuração denominado *Maslach Burn-out Inventory* (MBI). Após a análise fatorial, enquadraram o *burn-out* num construto formado por três dimensões ou subescalas: exaustão emocional, despersonalização e reduzida realização pessoal.

1) Exaustão Emocional (EE): ocorre quando o profissional experimenta sentimentos de fadiga e faltam-lhe recursos emocionais (energia) para lidar com situações estressoras e com altas exigências no trabalho;

2) Despersonalização (DE): manifesta-se por atitudes negativas e insensíveis para com as pessoas no trabalho, por comportamentos de isolamento ou afastamento dos colegas e clientes, e pelo endurecimento afetivo nas relações interpessoais;

3) reduzida Realização Profissional (rRP): resulta da baixa satisfação com a execução do trabalho, autoavaliação laboral negativa e sentimento de desapego e frustração profissional.

Atualmente, a definição mais aceita sobre *burn-out* se enquadra na teoria proposta por Maslach e colaboradores: "a síndrome de *burn-out* é um fenômeno psicossocial que ocorre como resposta crônica aos estressores interpessoais advindos da situação laboral, uma vez que o ambiente de trabalho e sua organização podem ser responsáveis pelo sofrimento e desgaste que acometem os trabalhadores".

2. NO BRASIL

A primeira publicação sobre a síndrome de *burn-out* no Brasil ocorreu em 1987, na *Revista Brasileira de Medicina*, pelo médico cardiologista Hudson Hubner França.

O primeiro livro sobre o tema, em idioma português, comercializado no Brasil, foi a tradução de uma obra de Maslach & Leiter (1999). No mesmo ano, baseado em extensa pesquisa efetuada em nível nacional, Codo coordenou um livro que contempla um estudo sobre *burn-out* em educadores da rede pública de ensino, e Vieira, Guimarães & Martins discorreram sobre o estresse ocupacional de enfermeiros em livro organizado por Guimarães & Grubits.

A partir da década de 90, com intensificação após 2001, têm-se multiplicado os estudos e artigos científicos sobre o *burn-out* no Brasil, assim como grupos de pesquisa nos meios acadêmicos.

"O local de trabalho, hoje, é um ambiente frio, hostil, que exige muito, económica e psicologicamente. As pessoas estão emocional, física e espiritualmente exaustas. As exigências diárias do trabalho, da família e de todo o resto corroem a energia e o entusiasmo dos indivíduos. A alegria do sucesso e a emoção da conquista estão cada vez mais difíceis de alcançar. A dedicação ao trabalho e o compromisso para com ele estão a diminuir. As pessoas vão ficando descrentes, mantendo-se distantes e tentando não se envolver demais." (Maslach & Leiter, 1997, p. 1)

"Quem deseja vencer a síndrome de *burn-out* deve aprender que outras coisas, além do sucesso profissional, também dão satisfação". (Kraft, 2006, p. 67)

3. REFERÊNCIAS BIBLIOGRÁFICAS

BENEVIDES-PEREIRA, A. M. T. *Burn-out*: o processo de adoecer pelo trabalho. In: A. M. T. Benevides-Pereira (Org.), *Burn-out*: quando o trabalho ameaça o bem-estar do trabalhador. São Paulo: Casa do Psicólogo, 2002.

BRUNO, Francisco *et al*. Síndrome de *burn-out*. In: Associação de Medicina Intensiva Brasileira, Sociedade Brasileira de Pediatria; PIVA, J. P.; CARVALHO, W. B. (Orgs.). PROTIPED Programa de Atualizaçao em Terapia Científica Pediátrica: Ciclo 8. Porto Alegre: Artmed Panamericana, 2017.

CARLOTTO, Mary Sandra *et al*. Análise da produção científica sobre a Síndrome de *burn-out* no Brasil. *Rev. psiquiatr. PSICO*, Porto Alegre, PUCRS. v. 39, n. 2, p. 152-158, 2008.

________. Análise da produção científica sobre a Síndrome de *burn-out* no Brasil. Rev. psiquiatr. *PSICO*, Porto Alegre, PUCRS. v. 39, n. 2, p. 152-158, 2008.

COSTA, Mariana Carneiro de Sousa Pinto. *Burn-out* nos médicos. *Estudo de psiquiatria*. Porto: Universidade do Porto. 2009.

OLIVEIRA, Mônica M. Costa Madeira Queirós. *Burn-out* e emoções. *Estudo de psiquiatria*. Porto: Universidade do Porto. 2008.

SÁ, Fabiane. *Burn-out*: mais próximo do setor de saúde do que se imagina. *Rev. psiquiatr*. São Paulo, SP. 9. ed., p. 1-23, 2017.

VIEIRA, I. (2010). Conceito de *burn-out:* questões atuais de pesquisa e a contribuição clínica. *Revista Brasileira de Saúde ocupacional*, 35(122), 269-276.

Capítulo 2

Dados epidemiológicos

Marcos Henrique Mendanha

A síndrome de burn-out, como um fenômeno, provavelmente existiu em todos os tempos e em todas as culturas. Os interessados em literatura encontrarão no Antigo Testamento descrições do que hoje chamamos de *burn-out,* remontando às tarefas de Moisés (Êxodo 18:17-18) e ao "cansaço de Elias" (1 Reis 19:4-9). (Meleiro, 2002)

Atualmente, em todo o mundo, os instrumentos mais utilizados para a avaliação do *burn-out* em estudos científicos é o *Maslach Burn-out Inventory* (MBI) e o *Burn-out Measure* (BM). (Schaufeli, *et al.*, 2002)

As categorias profissionais mais investigadas em estudos epidemiológicos no Brasil são as de professores e profissionais da saúde. (Carlotto e Câmara, 2008)

Estudos sobre a saúde mental dos docentes de ensinos fundamental e médio, em todo o país, contando 1.440 escolas e 30 mil professores, revelaram que 26% da amostra observada apresentavam exaustão emocional. Essa proporção variou de 17% em Minas Gerais e Ceará a 39% no Rio Grande do Sul. (Codo, 1999)

Analisando cada uma das dimensões do *burn-out*, conforme Maslach (exaustão emocional, despersonalização e diminuição da realização pessoal no trabalho), um estudo com 190 professores do Rio Grande do Sul verificou que apenas o fator "expectativas familiares em relação ao trabalho" apresentou associação com a dimensão exaustão emocional. Infere-se que as expectativas familiares se apresentam como fator de estresse, aumentando o sentimento de exaustão emocional no docente. Já a dimensão de despersonalização (distanciamento afetivo, indiferença ou "cinismo") mostrou associação com expectativas familiares, mau comportamento dos alunos e falta de participação nas decisões institucionais. O fator mau comportamento dos alunos associou-se com a dimensão diminuição da realização pessoal no trabalho. (Carlotto e Palazzo, 2006)

Estudo feito em um hospital de Tubarão/SC, mostrou que o perfil padrão do trabalhador com *burn-out*, naquele ambiente, ocupa cargo de técnico de enfermagem, é do sexo feminino, com idade entre 26 e 35 anos, casada, sem filhos e com mais de cinco anos de profissão. (Moreira, Magnago *et al.*, 2008)

Com resultados diferentes, na Espanha, um estudo com uma amostra de 294 profissionais de saúde concluiu que os maiores riscos estavam entre mulheres acima de 44 anos, com mais de 19 anos nessa ocupação. (Martinez, 1997)

Dependendo de como os pesquisadores selecionam as amostras, considerando suas peculiaridades, resultados muito diferentes podem ser obtidos, e isso é um sério problema. (Bianchi *et al.*, 2015)

Diversos estudos apontam para uma revisão dos critérios diagnósticos mais utilizados com o objetivo de diminuir o espectro de resultados alcançados nas pesquisas.

Um estudo longitudinal realizado com 422 médicos americanos mostrou 27% apresentando sintomas de *burn-out*. Também foi sugerido que insatisfação, estresse e *burn-out* em médicos estavam associados a pacientes insatisfeitos e que pouco aderiram aos tratamentos prescritos. (Linzer, Manwell, *et al.*, 2002)

Já para Shanafelt, mais da metade dos médicos americanos praticantes é afetada pelo *burn-out*, e essa taxa está em ascensão. (Shanafelt *et al.*, 2015)

Estudo feito com residentes americanos de cirurgia geral mostrou que 69% preencheram o critério para *burn-out*. (Elmore, Leisha *et al.*, 2016)

Em residentes de medicina interna dos EUA o índice de *burn-out* era de 76%, o que foi relacionado à prática intensa de cuidados oferecidos. (Shanafelt, Bradley *et al.*, 2002)

Na China, um estudo transversal envolvendo 1.537 médicos mostrou números ainda mais assustadores. 76,9% dos entrevistados reportaram algum sintoma ou sintomas graves de *burn-out* e 54,8% relataram ter cometido algum erro médico ao longo do último ano. (Wen, Cheng *et al.*, 2016)

No Rio Grande do Norte, um estudo realizado com 205 profissionais de três hospitais universitários constatou que 93% dos participantes de um desses hospitais apresentavam *burn-out* em níveis moderado ou elevado. (Borges, Argolo, *et al.*, 2002)

Em 2016, o editorial "Suicide among health-care workers: time to act" da revista *The Lancet* apontou que o *burn-out* no médico atingiu proporções epidêmicas no Reino Unido. Implicações de *burn-out* são graves, não só para os pacientes, que podem sofrer com erros médicos evitáveis que se tornam cada vez mais inevitáveis, mas também para o bem-estar mental dos profissionais de saúde, que padecem de aumento no esgotamento associado à ideação suicida. É alarmante a taxa de transtornos depressivos entre profissionais da saúde, principalmente médicos, em comparação com a população em geral. (The Lancet, 2016)

Sintomas de estresse, *burn-out* e pensamentos suicidas foram avaliados em uma população de 2.671 médicos finlandeses. Os que apresentaram maiores índices de *burn-out* pertenciam à clínica médica, medicina do trabalho, psiquiatria (inclusive infantil), medicina interna, oncologia, dermatologia, infectologia, radiologia, neurologia e pneumologia. Os médicos de postos de saúde municipais tinham as mais altas pontuações para a síndrome, ao passo que os que trabalhavam no setor particular, universidades e institutos de pesquisa foram os que apresentaram os menores níveis. (Olkinuora, Asp *et al.*, 1990)

Nos EUA, os números de um estudo com 1.840 médicos apontaram resultados diferentes. Os maiores índices de *burn-out* foram observados em médicos do serviço privado (55%), seguidos por médicos do setor público (39%) e do setor acadêmico (37%). (Deckard, Hicks, Hamory, 1992)

No Canadá, um estudo evidenciou que enfermeiros possuíam uma das taxas mais altas de licenças médicas entre todos os trabalhadores, o que se devia, principalmente, ao *burn-out*, ao estresse induzido pelo trabalho e às lesões musculoesqueléticas. (Shamian, O'Brien-Pallas *et al.*, 2003)

Um estudo feito por uma equipe pertencente à Organização Mundial de Saúde (OMS), considerou o *burn-out* como uma das principais doenças dos europeus e americanos, ao lado do diabetes e de doenças cardiovasculares. (Akerstedt, 2004)

Em relação à população geral, pouco se sabe sobre a prevalência do *burn-out*. Um estudo alemão estimou que 4,2% de sua população de trabalhadores eram acometidos pela síndrome. (Houtman, Schaufeli, Tarist, 1998)

Embora não conste no DSM-5 (última versão do Manual Diagnóstico e Estatístico de Transtornos Mentais), a CID-10 (Classificação Internacional de Doenças) estabelece o código Z73.0 como "esgotamento", um subtipo de um *"Problema Relacionado com a Organização do Modo de Vida"* (CID-10: Z73).

Por sua vez, a CID-11 (Internacional Statistical Classification of Diseases and Related Health Problems 11th Revision), publicada pela Organização Mundial de Saúde, enquadra a síndrome de burn-out no capítulo intitulado *Problemas Associados ao Emprego ou Desemprego*, com a CID-11 QD85. Seguindo a CID-10, a CID-11 deixa burn-out fora do capítulo dos *Transtornos Mentais, Comportamentais ou do Neurodesenvolvimento*.

Destacamos que a previsão para a CID-11 entrar em vigor é o ano de 2022.

Para a CID-11, *burn-out* é uma síndrome conceituada como resultante do estresse crônico no local de trabalho que não foi gerenciado com sucesso. Na linha da conceituada pesquisadora americana Christina Maslach, o burn-out é caracterizado por três dimensões: 1) sentimentos de esgotamento ou esgotamento de energia; 2) aumento da distância mental do emprego, ou sentimentos de negativismo ou cinismo relacionados ao trabalho de alguém; e 3) redução da eficácia profissional. Ainda para a classificação, o burn-out refere-se especificamente a fenômenos no contexto ocupacional e não deve ser aplicado para descrever experiências em outras áreas da vida.O Decreto n. 3.048, de 6 de maio de 1999, em seu anexo II, que trata sobre agentes patogênicos causadores de doenças profissionais ou do trabalho, inseriu na lista B, a síndrome de *burn-out*, na parte que trata dos transtornos mentais e do comportamento relacionados com o trabalho.

Segundo estatísticas previdenciárias (INSS, 2017), as principais doenças mentais (e seus respectivos CIDs) que afastam trabalhadores no Brasil são:

1. Reações ao *stress* grave e transtornos de adaptação (F43): 31%

2. Episódios depressivos (F32): 27%

3. Outros transtornos ansiosos (F41): 21%

4. Transtorno depressivo recorrente (F33): 8%

5. Transtorno afetivo bipolar (F31): 4%

6. Transtornos mentais e comportamentais devidos ao uso de álcool (F10): 1%

7. Transtornos fóbico-ansiosos (F40): 1%

8. Transtornos mentais e comportamentais devidos ao uso de múltiplas drogas e de outras substâncias psicoativas (F19): 1%

9. Esquizofrenia (F20): menos de 1%

10. Psicose não orgânica não especificada (F29): menos de 1%

11. Transtornos mentais e comportamentais devidos ao uso da cocaína (F14): menos de 1%

Apesar da importância do "esgotamento", observamos que seu código (Z73) sequer é colocado com prefixo "F", prefixo este que indica os transtornos mentais dentro da CID-10.

Na relação de CIDs mais prevalentes em diversos grupos empresariais (relação dada pelo Nexo Técnico Epidemiológico — NTEP, nos termos do Decreto n. 3.048/1999, Lista C), o CID Z73 não aparece para nenhum tipo de atividade econômica. Nem mesmo para atividade bancária, a mais acionada judicialmente no Brasil em razão do *burn-out*, conforme estudo que mostraremos ao final desta obra.

Uma hipótese que justifica essa aparente subnotificação da síndrome de *burn-out* é a sobreposição dos sintomas da síndrome com os sintomas da depressão e/ou transtornos de ansiedade. Se essa hipótese for verdadeira, é possível a ocorrência atual de muitos casos de diagnósticos falsos negativos para o *burn-out*, e falsos positivos para a depressão e/ou transtornos de ansiedade. Isso representaria algo grave para os pacientes possivelmente tratados de forma equivocada, para a análise estatística previdenciária, para o orçamento público, etc.

Conquanto não seja objeto deste capítulo, vale destacar ainda que o estudo da relação trabalho x doenças mentais tem ganhado força e extrapolado as fronteiras do *burn-out*. Na França, foi realizada uma pesquisa com 4717 trabalhadores da população trabalhadora, entrevistados em 2006 e novamente entrevistados em 2010, e livre de transtornos mentais no início do estudo. Fatores psicossociais do trabalho foram medidos em 2006 e 2010. Usando modelos que levam em consideração todos os fatores ocupacionais simultaneamente, a baixa recompensa e insegurança no trabalho previram o transtorno depressivo maior (TDM). Demandas psicológicas, baixa recompensa, demandas emocionais e insegurança no trabalho foram preditivos do transtorno de ansiedade generalizada (TAG). Quanto mais frequente a exposição à insegurança no trabalho, maior o risco de TDM e TAG, e quanto mais frequente a exposição às demandas psicológicas e baixa recompensa, maior o risco de TAG. (Niedhammer, Malard, Chastang, 2015)

O conhecimento atual mostra que a síndrome de *burn-out* é uma precursora ou um fator de risco para a doença depressiva (Elinson *et al.*, 2004).

Alguns autores vão além. Para Bianchi *et al.*, agora já há evidências robustas de que o *burn-out* é uma condição depressiva. Críticos consistentes do MBI *(Maslach Burn-out Inventory)*, para esses autores "o estado atual da ciência sugere que o *burn-out* é uma forma de depressão, e não um tipo diferenciado de patologia". Para eles, e conforme estudo próprio, a maioria dos indivíduos identificados como deprimidos relataram sintomas de depressão do DSM-5 com características atípicas — reatividade de humor, ganho de peso significativo ou hiperfagia, hipersonia, paralisia de chumbo e sensibilidade de rejeição interpessoal, resultando em comprometimento social ou ocupacional. Observam ainda que a depressão atípica e o *burn-out* têm sido associados em pesquisas anteriores a uma fadiga permeável, um curso crônico e hipocortisolismo. (Bianchi, Schonfeld, Laurent, 2015)

As hipóteses são as mais variadas possíveis. O caminho está aberto para que, num futuro próximo, na medida em que avançam os estudos sobre o tema, incluindo as pesquisas com biomarcadores (neurotransmissores, neuroimagens, etc.), tenhamos conhecimentos cada vez mais sólidos, baseados em evidências, sobre a síndrome de *burn-out*.

1. REFERÊNCIAS BIBLIOGRÁFICAS

AKERSTEDT, T. Sleep — gender, age, stress, work hours. In: *WHO Technical Meeting on Sleep and Health*. Bonn, Germany: WHO, 2004.

BIANCHI R.; SCHONFELD, IS, LAURENT. Is it time to consider the "*burn-out* syndrome" a distinct illness? Front Public Healt, v. 3, 2015.

BORGES, L.; ARGOLO, J.; PEREIRA, A.; MACHADO, E.; SILVA, W. A síndrome de *burn-out* e os valores organizacionais: um estudo comparativo em hospitais universitários. *Psicol. Reflex. Crit.*, v. 15, 2002.

BRASIL. Decreto n. 3.048 de 6 de maio de 1999. Aprova o Regulamento da Previdência Social e dá outras providências. ANGHER, Anne Joyce (Org.). 20. ed. São Paulo: Rideel, 2015. (Série *Vade Mecum*)

CAMARGO, D. A.; CAETANO, D.; GUIMARÃES, L. A. M. *Psiquiatria ocupacional*: aspectos conceituais, diagnósticos e periciais dos transtornos mentais e do comportamento relacionados ao trabalho. São Paulo: Atheneu, 2010.

CARLOTTO, M. S.; PALAZZO, L. S. Síndrome de *burn-out* e fatores associados: um estudo epidemiológico com professores. *Cad Saúde Pública*, v. 22, 2006.

CARLOTTO, M.S.; CÂMARA, S. G. Análise da produção científica sobre a síndrome de *burn-out* no Brasil. *Psico-PUCRS*, v. 39, 2008.

CODO, W. *Educação*: carinho e trabalho. Petrópolis: Vozes, 1999.

DECKARD, G. J.; HICKS, L. L.; HAMORY, B. H. The occurrence and distribution of *burn-out* among infectious diseases physicians. *J. Infect. Dis.*, v. 165, 1992.

ELINSON, L.; HOUCK, P.; MARCUS, S. C.; PINCUS, H. A. *Depression and the ability to work*. Psychiatric Services, v. 55, 2004.

ELMORE, L. C.; JEFFE, D. B.; JIN, L.; AWAD, M. M.; TURNBULL, I. R. National Survey of *burn-out* among US General Surgery Residents. *Journal of the American College of Surgeons*, v. 223, 2016.

GLINA, D. M. R.; ROCHA, L. E. *Saúde mental no trabalho*: da teoria à prática. São Paulo: Roca, 2010.

HOUTMAN, I. L. D.; SCHAUFELI, W. B.; TARIST, T. Psychische vermoeidheid em werk (mental fatigue and work). Alphen a/d Rij: NOW — prioriteiten programma PVA/Samsom, 1998.

LINZER, M.; MANWELL, L. B.; MUNDT, M. *et al.* Organizational climate, stress, and error in primary care: the MEMO study. Advancer in Patient Safety, v. 1, 2002.

MARTINEZ, J. C. A. Aspectos epidemiológicos del síndrome de *burn-out* em personal sanitario. Madrid: *Rev. Esp Salud Publica* May/June, v. 71, 1997.

MELEIRO, A. O stress do professor. In: LIPP, M. (Org.). *O stress do professor*. 5. ed. Campinas: Papirus, 2002.

MOREIRA, D. S.; MAGNAGO, R. F.; SAKAE, T. M.; MAGAJEWSKI, F. R. L. Prevalência da síndrome de *burn-out* em trabalhadores de enfermagem de um hospital de grande porte da Região Sul do Brasil. *Cad Saúde Pública*, v. 26, 2009.

NIEDHAMMER, I.; MALARD, L.; CHASTANG, J. F. Occupational factors and subsequent major depressive and generalized anxiety disorders in the prospective french national SIP study. *BMC Public Health*, v. 15, 2015.

OLKINUORA, M.; ASP, S.; JUNTUNEN, J.; KAUTTU, K.; STRID, L.; AARIMAA, M. Stress symptoms, *burn-out* and suicidal thoughts in finnish physicians. *Soc. Psych. Psychiatr. Epidem.*, v. 25, 1990.

SCHAUFELI, W. B.; BAKKER, A. B.; HOOGDUIN, K.; SCHAAP, C.; KLADLER, A. On the clinical validity of the *Maslach Burn-out Inventory* and the *burn-out* measure, *Psychology & Health*, v. 16, 2002.

SHAMIAN, J.; O'BRIEN-PALLAS, L.; THOMSON, D.; ALKSNIS, C.; KEER, M S. Nurse absenteism, stress and workplace injury: what are the contributing factors and what can/ should be done about it? *Inter. J. Sociol. Social. Policy*, v. 23, 2003.

SHANAFELT, T. D.; BRADLEY, K. A.; WIPF, J. E.; BACK, A. L. *Burn-out* and self-reported patient care in an internal medicine residency program. *Ann. Inter. Med.*, v. 136, 2002.

THE LANCET. Suicide among health-care workers: time to act. *Lancet,* v. 389, 2017.

WEBER, A.; JAEKEL-REINHARD, A. *Burn-out* syndrome: a disease of modern societies? *Occup. Med.* (Lond.), v. 50, 2000.

WEN, J.; CHENG, Y.; HU, X.; YUAN, P.; HAO, T.; SHI, Y. Workload, *burn-out*, and medical mistakes among physicians in China: a cross-sectional study. *J-Stage,* v. 10, 2016.

Capítulo 3

A Origem do burn-out: o inato e o ambiente

Pedro Shiozawa

1. INTRODUÇÃO

O comportamento humano, suas características e seus transtornos são palco fértil para o desenvolvimento de diferentes ciências como a psiquiatria, a psicologia, a sociologia, a filosofia, para citar apenas algumas. Desta maneira, por ser alvo de interesse de grupos distintos em formação, o entendimento dos processos estudados advém de metodologias diferentes e, ao contrário do que podem pregar alguns, são complementares e nunca excludentes. Assim, mais modernamente, aceita-se que o comportamento humano e suas alterações patológicas decorrem da interação de mecanismos diferentes, passíveis de análise sob diferentes ópticas.

Neste cenário de verdades complementares, focamos a gênese dos distúrbios psíquicos como o *burn-out*, na confluência de dois eixos centrais: o primeiro a que se atribui o termo "*Nature*" aquilo que é inato, determinado biologicamente e decorrente de fatores genéticos; o segundo, seu espectro, o "*Nurture*", relacionado com o ambiente, com o que é determinado cultural e seletivamente pelo meio.

> A gênese dos distúrbios psíquicos como o *burn-out* eclode na confluência de dois eixos centrais: o primeiro a que se atribui o termo "Nature" aquilo que é inato, o segundo, seu espectro, o "Nurture", as determinações seletivas do meio.

Entende-se que fatores de risco ambientais para os transtornos mentais atuam por meio de múltiplos mecanismos e níveis e usualmente estão correlacionados a uma cadeia de fatores de risco. O foco não é dado apenas nos efeitos dos fatores de risco, mas também nas suas origens, e assim, pode-se entender com mais especificidade o real mecanismo pelo qual atuam. Evidências acerca de um possível mecanismo nem sempre estão disponíveis, e é frequente que a base conceitual seja revelada em função dos achados epidemiológicos. Na verdade, a imensa maioria dos achados científicos que determinam os fatores de risco para as diferentes doenças mentais é fruto de estudos observacionais, epidemiológicos.

Aqui, portanto, vale salientar um conceito-chave em bioestatística: os achados de estudos epidemiológicos levam a hipóteses, sugerem correlações, mas não estabelecem inequivocadamente nexo de causalidade entre os fatores observados, ainda que possam apontar nessa direção.

No momento atual do conhecimento, novos fatores de risco ambientais para os transtornos mentais têm sido revelados, sendo fundamental mostrar uma conexão temporal consistente entre o evento estressor e o início do transtorno. Estudos longitudinais são fundamentais para esse objetivo, e o desafio está no estudo de eventos que ocorrem cronicamente, que atuam por meio de diferentes mecanismos ou que mudam de intensidade ao longo do tempo. Para a elucidação da relação temporal entre ambos os fatores é importante diferenciar se os eventos ambientais ocorreram como resultado do processo psicopatológico ou se esse iniciou anteriormente e foi causa do evento ambiental, que por sua vez pode ter exacerbado o processo psicopatológico.

Para ilustrar essa tese, tomemos como exemplo o seguinte evento: dois funcionários de um mesmo setor de uma empresa foram demitidos como resultado de cortes de gasto na folha de pagamento. Um primeiro senhor, a quem chamaremos de X, após a perda do emprego cursou com o desenvolvimento de um episódio depressivo marcado por um período distinto e prolongado de humor deprimido, alteração do sono, do apetite, pensamentos de morte e prejuízo do autocuidado. Um segundo colega, a quem chamaremos Y, também abalado pela perda profissional, impulsionado pela necessidade de manter alguma atividade rentável, foi trabalhar com transporte compartilhado, garantindo parcialmente sua renda familiar.

Notemos que o evento externo para cada um dos personagens foi o mesmo em sua essência, isto é, ambos foram demitidos de um mesmo cargo. Então por que a resposta clínica de cada um é diametralmente oposta? Por que frente a um mesmo estressor, algumas pessoas podem se readaptar, outras adoecem? Essas questões são complexas e seu entendimento ainda é fundamentalmente teórico. No entanto, a resposta para o motivo do adoecimento de X e da readaptação de Y é um ponto fundamental na psiquiatria atual e sua elucidação poderá garantir o real entendimento do adoecimento psíquico bem como o desenvolvimento de estratégias de tratamento e prevenção mais eficazes.

2. A RESILIÊNCIA E A CAPACIDADE DE ADAPTAÇÃO

Desde o século XIX é claro o conceito de que o os estressores do meio são capazes de determinar adaptações nos seres que nele se inserem. Apesar de hoje óbvia, essa verdade já antiga não está longe de responder às perguntas que suscitamos acima e a tantas outras já feitas e ainda por fazer.

Quando transportamos essa questão para o palco da psiquiatria, podemos observar que o ser humano frente a estressores ambientais diversos tende a se adaptar, um mecanismo conhecido comumente como "resiliência". De modo mais acadêmico, podemos definir o termo "resiliência" como a capacidade de recuperação e manutenção do comportamento adaptativo quando a pessoa se sente ameaçada por algum evento estressante. Assim, o conceito de resiliência reflete a combinação de diferentes estratégias mentais e comportamentais implementadas com o propósito de controlar, minimizar ou tolerar estressores ou conflitos (Folkman, 1984).

O conceito de resiliência reflete a combinação de diferentes estratégias mentais e comportamentais implementadas com o propósito de controlar, minimizar ou tolerar estressores ou conflitos.

Mais do que um traço de personalidade específico ou uma habilidade cognitiva, a resiliência é descrita como um construto psicológico particular, dividindo características constitucionais como temperamento e traços de personalidade com outras habilidades específicas como função executiva e solução de problemas (Lee e Kim, 2018). Dada sua relevância para determinar o desenvolvimento de doenças psiquiátricas e para a manutenção da saúde mental por meio da redução dos riscos determinados por estressores, a resiliência tem sido exaustivamente foco de estudos no campo das neurociências nas últimas décadas como parte do esforço para otimizar o entendimento dos transtornos mentais, seu tratamento e prevenção (Wolters Gregorio *et al*, 2016).

A pesquisa sobre resiliência identifica fatores de vulnerabilidade, referindo-se àqueles que intensificam o risco e fatores de proteção, designando aqueles que modificam em uma direção positiva os efeitos do risco (Luthar *et al.*, 2006). Desse modo, a resiliência é associada à presença de mecanismos de autorregulação próprios, podendo variar de indivíduo para indivíduo, conforme a exposição a diferentes condições de saúde, inteligência e personalidade. Dentre os mecanismos autorreguladores podemos citar a capacidade de estabelecer metas, o ajustamento dos níveis de aspiração por meio de comparações sociais, as crenças de autoeficácia, a regulação emocional e os mecanismos de enfrentamento do estresse, dentre outros (Baratta e Maier, 2017).

Mais recentemente, descobertas envolvendo neuroimagem funcional têm chamado atenção para os mecanismos biológicos subjacentes ao processo de resiliência. Na verdade os achados têm apontado para aumento do funcionamento em circuitarias específicas em indivíduos mais resilientes, como o córtex cingulado anterior, o córtex fronto-polar esquerdo e o giro angular esquerdo. Dessa maneira, avanços dependentes da neuroimagem funcional têm delineado possíveis associações entre os mecanismos de resiliência e a conectividade entre circuitos cerebrais específicos relacionados à ponderação, planejamento, regulação emocional e ao controle inibitório e modulação de impulsos (Santarnecchi *et al.*, 2018).

Desse modo, observamos que os diferentes estressores do meio, regra constante em nossa vida, não impactam direta e impunemente sobre nosso bem-estar e saúde psíquica, mas são, antes, confrontados por um precioso mecanismo humano de adaptação de modo a terem seu impacto transformado e minimizado. Por outra forma, contamos com o inestimável escudo psíquico da resiliência para, na rotina de um mundo acelerado, garantirmos o crescimento pessoal a despeito das pedras no caminho.

Contamos com o inestimável escudo psíquico da resiliência para, na rotina de um mundo acelerado, garantirmos o crescimento pessoal a despeito das pedras no caminho.

3. DA GENÉTICA À EPIGENÉTICA

Nas últimas décadas, tem sido exponencial a ascensão das hipóteses biológicas sobre a formação dos transtornos mentais. A partir dos anos 1970, as investigações destinadas a identificar possíveis determinantes orgânicos dos transtornos mentais ganharam força no cenário da pesquisa clínica. Esse processo foi impulsionado de maneira significativa por progressos em outras áreas do conhecimento que forneceram ferramentas imprescindíveis para o estudo da psiquiatria clínica, como os avanços nos estudos genéticos e na neuroimagem estrutural e funcional.

Nesse contexto, as neurociências passaram a ocupar um papel central no campo da saúde mental, como fonte de conhecimento válido, científico e objetivo, capaz de revelar os nexos causais que conduzem à formação dos transtornos mentais. A identificação de um gene ou de um conjunto de genes como a fonte originária de um processo mental patológico esteve entre uma das principais ambições da psiquiatria biológica. Durante décadas, cogitou-se que o desconhecimento acerca da etiologia dos transtornos seria superado com o avanço tecnológico e as possibilidades de pesquisa dele decorrentes. A partir do desenvolvimento de técnicas avançadas de pesquisa genética, a possibilidade de encontrar o eventual gene responsável pelo desenvolvimento de determinado transtorno mental tornou-se factível.

Nesse contexto, diversas pesquisas dedicaram-se a buscar o gene responsável pelo surgimento da esquizofrenia, do transtorno bipolar, do autismo etc. No entanto, os resultados deste maciço esforço científico acabou por evidenciar um papel contributivo da participação genética nos transtornos mentais e não em uma associação linear. Esses achados vieram a reforçar a questão da interação entre meio e indivíduo e destacaram, ainda mais, a participação dos mecanismos intrínsecos de adaptação aos estressores como ferramenta fundamental na gênese dos transtornos psiquiátricos. Em outras palavras, se as doenças mentais não são determinadas linearmente pela carga genética individual, mas sim pela da interação complexa entre indivíduo e ambiente, a habilidade particular de resistir, enfrentar e modular os estressores ambientais passou a ser encarada em definitivo como um agente fundamental na etiopatogenia, tratamento e prevenção desses transtornos.

No cenário da interação entre meio-genética-resiliência, alavancou-se a discussão sobre os chamados mecanismos epigenéticos, apresentados como a via de interação entre o genoma e o ambiente, explicando em termos biológicos o modo como se conjugam as influências oriundas do meio externo e a carga genética dos indivíduos (Tsankova *et al.*, 2007).

Em termos biológicos, a epigenética corresponde à alteração na expressão de um gene, ou seja, a uma modificação dos efeitos produzidos no organismo a partir da ativação desse gene. Os efeitos dizem respeito à produção de proteínas a partir das informações específicas contidas em cada segmento do DNA, produção esta que será responsável pelos efeitos metabólicos gerados no organismo e, consequentemente, pela formação dos fenótipos. A ativação ou inativação de um gene é um fenômeno corriqueiro no desenvolvimento, por meio do qual as células se diferenciam durante o processo embrionário e, em consequência, adquirem características específicas em cada tecido e órgão do corpo.

No caso dos mecanismos epigenéticos, a alteração seria resultado não de processos do próprio organismo, mas da ação de agentes externos, oriundos do ambiente, sobre o funcionamento celular. As influências externas agiriam permitindo ou impedindo a expressão de um determinado gene, além de regularem a intensidade com que ocorre a expressão (Kular e Kular, 2018). Desse modo, o ambiente atuaria como um filtro, que permite a ativação e o funcionamento de um ou de determinados conjuntos de genes ou, de forma inversa, age de forma que um gene ou conjunto de genes fique inativo, alterando os efeitos moleculares que seriam produzidos a partir desta parcela do DNA e, consequentemente, a expressão de determinado fragmento da herança genética.

Evidências que auxiliam a corroborar o supracitado mecanismo epigenético das doenças psiquiátricas incluem, por exemplo, a discordância na prevalência de doenças psiquiátricas entre gêmeos monozigóticos, em tese, clones biológicos. Tomemos como exemplo a esquizofrenia, uma doença com múltiplos genes associados a sua gênese. A chance populacional de apresentar a doença é da ordem de 1 em 100, para filhos de pais esquizofrênicos, essa chance aumenta para 9 em 100 e para gêmeos monozigóticos, para 48 em 100. Dessa maneira, é nítida a influência genética, mas também é nítida a participação multifatorial e não linear dos mesmos mecanismos genéticos (Wong e Van Tol, 2003).

4. *BURN-OUT*: O *CONTINUUM* ENTRE A ADAPTAÇÃO E A DISFUNÇÃO

Podemos perceber que a presença de um estressor do meio é capaz de induzir fundamentalmente dois processos na homeostase mental de um indivíduo saudável. Primeiramente, o estressor do meio irá mobilizar mecanismos compensatórios cerebrais para lidar com o agente estressor. Essa resposta poderá disparar do ponto de vista cognitivo o recrutamento de circuitarias específicas relacionadas a funções úteis para lidar com o estressor em questão. Essas áreas cerebrais estão relacionadas a mecanismos de interesse como, por exemplo, com a função executiva, planejamento e pragmatismo como é o caso do córtex pré-frontal dorsolateral. Esta resposta é adaptativa e visa à resolução ou diminuição do impacto do agente estressor no indivíduo. Na verdade, estudos de neuroimagem demonstraram que pacientes em fase adaptativa frente a estressores apresentam alterações corticais funcionais reversíveis, i. e., modificações da atividade de circuitarias cerebrais de modo adaptativo e na vigência da ação de um determinado estressor externo (Liston *et al.*, 2009).

Nesse contexto, podemos situar o *burn-out* na fase final desse momento adaptativo cerebral em que o organismo lança mão de recursos endógenos para se adaptar a um estressor. Essa resposta, apesar de adaptativa, pode, em maior ou menor grau, já dar espaço a disfunções progressivas, que se apresentarão fenotipicamente dentro da dimensão dos sintomas característicos do *burn-out.*

> Podemos situar o *burn-out* na fase final desse momento adaptativo cerebral em que o organismo lança mão de recursos endógenos para se adaptar a um estressor

Uma metanálise recente (Danhof-Pont *et al.*, 2011) chamou a atenção para essa questão e não indentificou marcadores biológicos periféricos como marcadores inflamatórios ou outros em pacientes em *burn-out*, reforçando esta hipótese em que a síndrome que caracteriza o *burn-out* deva ocorrer dentro de um *continuum* entre uma resposta adaptativa e uma eventual disfunção cortical.

Uma vez esgotados os mecanismos cerebrais adaptativos frente a um determinado estressor, havendo manutenção do agente estressor, consolidam-se, juntamente com a vulnerabilidade genética individual, os mecanismos *sine qua non* para o desenvolvimento dos transtornos mentais. Dessa maneira, podemos hipotetizar que os agentes estressores serão tão mais capazes de desencadearem transtornos mentais, quanto menos resilientes forem nossos recursos adaptativos e quanto maior for nossa predisposição genética para aquela doença em questão (Borsboom, 2017). Em outras palavras, deve-se prestar atenção à noção de que sintomas psicopatológicos estão conectados por uma miríade de mecanismos biológicos, psicológicos e sociais. Esses mecanismos atuarão em conjunto na etiopatogênese dos transtornos mentais, num processo contínuo entre mecanismos adaptativos até processos disfuncionais: uma linha imensurável e indivisível entre o saudável e o patológico.

Os agentes estressores serão tão mais capazes de desencadearem transtornos mentais, quanto menos resilientes forem nossos recursos adaptativos e quanto maior for nossa predisposição genética para aquela doença em questão.

5. REFERÊNCIAS BIBLIOGRÁFICAS

BARATTA, M. V.; MAIER, S. F. New tools for understanding coping and resilience. *Neurosci Lett*, Sep 27 2017. ISSN 0304-3940.

BORSBOOM, D. A network theory of mental disorders. *World Psychiatry*, v. 16, n. 1, p. 5-13, Feb 2017. ISSN 1723-8617 (Print)

DANHOF-PONT, M. B.; VAN VEEN, T.; ZITMAN, F. G. Biomarkers in *burn-out*: a systematic review. *J Psychosom Res*, v. 70, n. 6, p. 505-24, jun. 2011. ISSN 0022-3999.

FOLKMAN, S. Personal control and stress and coping processes: a theoretical analysis. *J Pers Soc Psychol*, v. 46, n. 4, p. 839-52, Apr 1984. ISSN 0022-3514 (Print)

KULAR, L.; KULAR, S. Epigenetics applied to psychiatry: clinical opportunities and future challenges. *Psychiatry Clin Neurosci*, v. 72, n. 4, p. 195-211, Apr 2018. ISSN 1323-1316.

LEE, J. H.; KIM, H. Y. Symptom Distress and Coping in Young Korean Breast Cancer Survivors: The Mediating Effects of Social Support and Resilience. *J Korean Acad Nurs*, v. 48, n. 2, p. 241-253, Apr 2018. ISSN 2005-3673.

LISTON, C.; MCEWEN, B. S.; CASEY, B. J. Psychosocial stress reversibly disrupts prefrontal processing and attentional control. *Proc Natl Acad Sci U S A*, v. 106, n. 3, p. 912-7, Jan 20 2009. ISSN 0027-8424.

LUTHAR, S. S.; SAWYER, J. A.; BROWN, P. J. Conceptual issues in studies of resilience: past, present, and future research. *Ann N Y Acad Sci*, v. 1094, p. 105-15, Dec 2006. ISSN 0077-8923 (Print)

SANTARNECCHI, E. *et al.* Brain functional connectivity correlates of coping styles. *Cogn Affect Behav Neurosci*, Mar 23 2018. ISSN 1530-7026.

TSANKOVA, N. *et al.* Epigenetic regulation in psychiatric disorders. *Nat Rev Neurosci*, v. 8, n. 5, p. 355-67, May 2007. ISSN 1471-003X (Print)

WOLTERS GREGORIO, G. *et al.* How Stable Is Coping in Patients with Neuropsychiatric Symptoms after Acquired Brain Injury? Changes in Coping Styles and Their Predictors in the Chronic Phase. *J Neurotrauma,* v. 33, n. 7, p. 696-704, Apr 1 2016. ISSN 0897-7151.

WONG, A. H.; VAN TOL, H. H. Schizophrenia: from phenomenology to neurobiology. *Neuroscience and biobehavioral reviews,* v. 27, n. 3, p. 269-306, May 2003. ISSN 0149-7634 (Print)

0149-7634 (Linking). Disponível em: <http://www.ncbi.nlm.nih.gov/pubmed/12788337>.

Capítulo 4

Sintomas e sinais do burn-out

Pablo Ferreira Bernardes

Os primeiros estudos científicos sobre *burn-out*, feitos por Freudenberger (1974) atribuíram à síndrome uma grande diversidade de sintomas e sinais, com variações individuais, que se iniciavam geralmente um ano após o início do exercício laboral específico, altura em que vários fatores começavam a interagir.

Para Maslach e Jackson, o *burn-out* parecia estar também relacionado com numerosos indicadores autorrelatados de insatisfação pessoal, incluindo exaustão física, insônia, aumento do uso de álcool e drogas, problemas conjugais e familiares, etc., os quais contribuíram para o abandono profissional, absenteísmo e baixa moral. A síndrome de *burn-out* fez-se então acompanhar de um aumento de sintomas de abatimento físico, sentimentos de incapacidade, desespero, desilusão e desenvolvimento de um autoconceito negativo, assim como de atitudes negativas face ao trabalho.

Hoje, de forma geral, os sinais e sintomas clássicos do *burn-out* têm como fundamento a seguinte tríade: exaustão física e mental, despersonalização (ou ceticismo) e baixa realização pessoal.

> "Quem sofre desse mal desenvolve três características: sensação de estar desprovido de recursos físicos e emocionais para enfrentar a situação; frieza e falta de empatia em relação aos colegas; e sentimento de culpa devido à baixa produtividade" — explica a psicóloga Ana Maria Rossi, presidente da ISMA (*International Stress Management Association*) no Brasil.

Mary Sandra Carlotto, doutora em Psicologia Social, afirma que o *burn-out* surge e se desenvolve de forma lenta e progressiva, acumulando vários sinais e sintomas, os quais nem sempre se desenvolvem ao mesmo tempo. Por isso, alerta que os sinais e sintomas muitas vezes são difíceis de serem notados, especialmente no início da doença.

Em artigo de 2006, Kraft relata que Herbert Freudenberger e Gail North descreveram os 12 estágios de esgotamento até se chegar ao *burn-out* (nem todos estão necessariamente presentes ou seguem a progressão abaixo):

1. **Necessidade de aprovação ou autoafirmação:** desejo de fazer cada atividade laboral perfeitamente; medo extremado de cometer erros; ambição exagerada dentro da profissão, levando à compulsão por excelência no desempenho; necessidade de sempre expor o mérito conquistado.

2. **Dedicação excessiva:** esforço exacerbado para fazer jus às expectativas desmedidas; incapacidade de desligar-se do trabalho.

3. **Descaso com as próprias necessidades:** preenchimento de quase todo o tempo com demandas profissionais; renúncia ao lazer, à alimentação adequada e ao descanso; pouca vida social.

4. **Evitação de conflitos:** mesmo mediante a percepção de situações errôneas, enfrentamento de conflitos são evitados, pelo temor de se deflagrar uma crise; evitação de problemas no meio laboral.

5. **Reinterpretação de valores:** distorção ou negação de valores pessoais, de amizades e de passatempos; autoestima e trabalho são os valores máximos.

6. **Negação / Cinismo / Agressividade**: intolerância e julgamento para com o próximo (julgamento dos outros como incapazes, preguiçosos, exigentes demais ou indisciplinados); cinismo ou agressividade para com os colegas de trabalho.

7. **Recolhimento:** afastamento das outras pessoas; irritabilidade; desânimo. No trabalho, foco apenas no extremamente necessário; álcool e drogas são vistos como uma forma de aliviar o estresse.

8. **Mudanças evidentes de comportamento:** medo, timidez e apatia; sentimento de inutilidade; culpabilização de outros ou de todos.

9. **Despersonalização:** desvalorização pessoal e dos outros; mecanização dos atos; abandono de sonhos.

10. **Vazio interior:** potencialização da sensação de vazio interior; foco em atividades que podem prejudicar a si mesmo, como álcool e drogas; excesso de vida sexual e alimentação.

11. **Depressão:** indiferença, desesperança, insegurança, exaustão; sintomas e sinais de início de um quadro depressivo concomitante; a vida perde o sentido.

12. **Síndrome do Esgotamento Profissional:** colapso físico e psíquico; ideações suicidas; urgência de tratamento médico especializado.

Portanto, em decorrência do progressivo desgaste e da consequente exaustão psíquico-física, chega-se ao *burn-out*, o qual é classificado, na Psiquiatria, como uma síndrome (conjunto de sinais e sintomas), que se manifesta em três dimensões principais: **física, psíquica e comportamental**.

1. MANIFESTAÇÕES FÍSICAS MAIS COMUNS

- ✓ Alteração no apetite;
- ✓ Alterações menstruais;
- ✓ Astenia (fraqueza);
- ✓ Cansaço físico extremado (sensação de esgotamento físico);
- ✓ Cefaleias (dores de cabeça);
- ✓ Disfunções sexuais;
- ✓ Distúrbios de sono;
- ✓ Distúrbios do sistema respiratório (desencadeamento de crises asmáticas, falta de ar);
- ✓ Distúrbios gastrointestinais (náuseas, vômitos, gastrites, úlceras);
- ✓ Imunodeficiência (maior suscetibilidade a doenças e alergias);
- ✓ Mialgias (dores musculares);
- ✓ Sudorese;
- ✓ Tonturas;
- ✓ Transtornos cardiovasculares (taquicardia, alteração da pressão arterial);
- ✓ Tremores.

2. MANIFESTAÇÕES PSÍQUICAS MAIS COMUNS

- ✓ Desânimo e desconfiança acentuados;
- ✓ Desorientação;
- ✓ Dificuldade de concentração;
- ✓ Diminuição da atenção e memória;
- ✓ Diminuição da satisfação e do sentimento de realização;
- ✓ Labilidade emocional (mudanças bruscas de humor);

- ✓ Lentificação do pensamento;
- ✓ Preocupação exacerbada por coisas triviais;
- ✓ Sentimentos de alienação;
- ✓ Sentimentos de solidão e impotência.

3. MANIFESTAÇÕES COMPORTAMENTAIS MAIS COMUNS

- ✓ Absenteísmo (faltas no trabalho);
- ✓ Agressividade;
- ✓ Apatia;
- ✓ Aumento da probabilidade de suicídio;
- ✓ Aumento do consumismo em geral;
- ✓ Aumento do consumo de substância ilícitas (álcool e drogas);
- ✓ Baixa autoestima;
- ✓ Comportamento de autorrisco;
- ✓ Conformismo;
- ✓ Dificuldade de lidar com mudanças;
- ✓ Hostilidade;
- ✓ Impaciência;
- ✓ Inflexibilidade;
- ✓ Perda de iniciativa;
- ✓ Perda de interesse pelo trabalho ou lazer;
- ✓ Perspectiva cínica e pessimista;
- ✓ Tendência ao isolamento (antissocialização).

Em pesquisa realizada pela *International Stress Management Association do Brasil* (ISMA-BR), mil profissionais de São Paulo e Porto Alegre, com idades entre 25 a 60 anos, revelaram os sintomas do *burn-out* que mais lhes incomodam: exaustão (93% deles), irritabilidade (86%), falta de concentração (82%) e dificuldade de relacionamento interpessoal no ambiente profissional (74%).

Convém lembrar que os sintomas e sinais acima se manifestam distintamente (em grau e espécie) em cada paciente portador de *burn-out*, pois há de se considerar também os fatores biológicos individuais e as características específicas de cada ambiente de trabalho.

4. MASLACH *BURN-OUT* INVENTORY (MBI)

O MBI foi o primeiro instrumento a ser criado visando avaliar a incidência da síndrome de *burn-out*. Ele foi elaborado por Christina Maslach e Susan Jackson em 1978 e hoje tem sido um instrumento amplamente utilizado nas diversas profissões para avaliar como os profissionais vivenciam seus trabalhos. Vale ressaltar que ele é autoadministrável e que foi primeiramente aplicado em enfermeiros, profissionais inclusos no rol de profissões de natureza assistencial e considerados como os mais predispostos à síndrome, conforme Maslach e Jackson. Além disso, esse inventário, no decorrer dos anos, passou por um longo processo de validação em vários países, inclusive no Brasil.

É importante ressaltar que o conceito de *burn-out* se concretizou a partir da elaboração do MBI, pois a definição da síndrome que é mais aceita nos dias de hoje é resultado da análise fatorial desse instrumento, que define a síndrome pelas características da Exaustão Emocional, Despersonalização e Falta de Realização Pessoal (Gil-Monte, Peiró, 1997).

A versão atual do MBI é composta por 22 perguntas fechadas (ver Quadro 1 — abaixo) relacionadas à frequência com que as pessoas vivenciam determinadas situações em seu ambiente de trabalho. Apresenta escala do tipo Likert, com escala ordinal variando de 1 a 7 (1-nunca, 2-algumas vezes por ano, 3-uma vez por mês, 4-algumas vezes por mês, 5-uma vez por semana, 6-algumas vezes por semanas e 7-todos os dias).

SB1. Sinto-me emocionalmente esgotado(a) com o meu trabalho.
SB2. Sinto-me esgotado(a) no final de um dia de trabalho.
SB3. Sinto-me cansado(a) quando me levanto pela manhã e preciso encarar outro dia de trabalho.
SB4. Posso entender com facilidade o que sentem as pessoas.
SB5. Creio que trato algumas pessoas como se fossem objetos.
SB6. Trabalhar com pessoas o dia todo me exige um grande esforço.
SB7. Lido eficazmente com o problema das pessoas.
SB8. Meu trabalho deixa-me exausto(a)!
SB9. Sinto que através do meu trabalho influencio positivamente na vida dos outros.

SB10. Tenho me tornado mais insensível com as pessoas.
SB11. Preocupa-me o fato de que este trabalho esteja me endurecendo emocionalmente.
SB12. Sinto-me com muita vitalidade.
SB13. Sinto-me frustrado(a) com o meu trabalho.
SB14. Creio que estou trabalhando em demasia.
SB15. Não me preocupo realmente com o que ocorre às pessoas a quem atendo.
SB16. Trabalhar diretamente com as pessoas causa-me estresse.
SB17. Posso criar facilmente uma atmosfera relaxada para as pessoas.
SB18. Sinto-me estimulado(a) depois de trabalhar em contato com as pessoas.
SB19. Tenho conseguido muitas realizações em minha profissão.
SB20. Sinto-me no limite de minhas possibilidades.
SB21. Sinto que sei tratar de forma adequada os problemas emocionais no meu trabalho.
SB22. Sinto que as pessoas me culpam de algum modo pelos seus problemas.

Quadro 1: Variáveis do MBI (Fonte: Maslach *Burn-out* Inventory)

É preciso acentuar que cada item do MBI corresponde a uma das três dimensões da síndrome (Codo, Vasques, 1999), sendo que para a Exaustão Emocional existem 9 itens (1, 2, 3, 6, 8, 13, 14, 16 e 20); para a Despersonalização, 5 itens (5, 10, 11, 15 e 22); e para a Baixa Realização Pessoal, 8 itens (4, 7, 9, 12, 17, 18, 19 21).

Ressalta-se que Tamayo (1997) adaptou o MBI utilizando uma escala do tipo Likert reduzida que variava de 1 a 5 (1-nunca, 2-raramente, 3-algumas vezes, 4-frequentemente, 5-sempre), em vez de 1 a 7, como a original. O referido pesquisador fez essa alteração com a "finalidade de trabalhar com critérios mais amplos" (Tamayo, 1997, pág. 61). Depois de adaptado, Tamayo aplicou o inventário e validou o mesmo no Brasil.

Essa validação do MBI é importante, por ser o instrumento mais utilizado para a avaliação do *burn-out* e que tem facilitado a investigação sistemática da teoria sobre a síndrome. No entanto, a adequação do instrumento às realidades de cada país/região é indispensável, pois estudos que buscam analisar as características psicométricas desse questionário mostram que estas têm sido contrastadas em diferentes investigações (Jiménez, Rodriguez, Alvarez, Caballero, 1997). Vislumbrando-se o exposto, destaca-se a relevância da aplicação do supracitado questionário na amostra investigada por este trabalho, para a avaliação psicométrica do mesmo e para o aprimoramento da metodologia de investigação sobre a síndrome de *burn-out*.

"Problemas de relacionamento com colegas, clientes e chefes; falta de cooperação entre funcionários, de equilíbrio entre a vida profissional e a pessoal; e também a falta de autonomia são grandes estressores no ambiente de trabalho. Fortes candidatos ao *burn-out* são aqueles conhecidos como *workaholics*, que se identificam bastante com o trabalho, vivem para ele e têm níveis de exigência muito altos". (Hospital Israelita Albert Einstein, 2009)

"As pessoas mais propensas ao desenvolvimento do *burn-out* são aquelas que possuem como característica pessoal o perfeccionismo, a vivência sempre na 'via expressa'. (...) O *burn-out* está associado ao desempenho máximo de alguma maneira. (...) A maioria das empresas e muitas famílias premiam e incentivam esses comportamentos dos seus empregados. A curto prazo, esses comportamentos podem gerar o desempenho máximo, mas a longo prazo são armadilhas para o esgotamento." (Mcgee-Cooper; Trammell; Lau, 1997, p. 133)

5. REFERÊNCIAS BIBLIOGRÁFICAS

BENEVIDES-PEREIRA, A. M. T. *Burn-out*: o processo de adoecer pelo trabalho. In: BENEVIDES-PEREIRA, A. M. T. (Org.). *Burn-out: quando o trabalho ameaça o bem-estar do trabalhador.* São Paulo: Casa do Psicólogo. 2002.

CODO, W.; VASQUES-MENEZES, I. O que é *burn-out*? In: CODO, W. (Org.). *Educação*: carinho e trabalho. Rio de Janeiro: Vozes, 1999.

GIL-MONTE, P. R.; PEIRÓ, J. M. *Desgaste psíquico en el trabajo*: el síndrome de quemarse. Madrid: Editorial Sínteses, 1997.

JIMÉNEZ, B. M.; RODRIGUEZ, R. B.; ALVAREZ, A. M.; CABALLERO, T. M. La evaluación del *burn-out*. Problemas y alternativas. El CBB como evaluación de los elementos del proceso. *Revista de Psicología del Trabajo,* 13(2): 1997, p.185-207.

LIMA, C. F.; OLIVEIRA, J. Á.; SILVA, E. S.; EMÉRITO, A. P. Avaliação psicométrica do Maslach *Burn-out* Inventory em profissionais de enfermagem. Disponível em: <http://www.anpad.org.br/admin/pdf/EnGPR156.pdf>. Visualizado em: maio 2018.

TAMAYO, M. R. Relação entre a síndrome do *burn-out* e os valores organizacionais no pessoal de enfermagem de dois hospitais públicos. Dissertação de Mestrado não publicada. Programa de Pós-Graduação em Psicologia, Universidade de Brasília, Brasília, 1997.

Capítulo 5

Abordagens terapêuticas para o burn-out

Pedro Shiozawa

1. INTRODUÇÃO

As estratégias para o enfrentamento da síndrome de *burn-out* variam de acordo com o objetivo desejado, incluindo intervenções focadas no indivíduo como baseadas em habilidades comportamentais e cognitivas de *coping*, meditação, educação em saúde e atividade física; na relação indivíduo-organização compreendendo as ações para melhoria da comunicação e trabalho em equipe, entre outras; na organização como treinamento e mudança das condições físico-ambientais e intervenções combinadas que associam dois ou mais tipos de intervenções com focos distintos.

De maneira geral podemos pensar, no que tange ao manejo de pacientes com *burn-out,* em dois grandes grupos de intervenção: aqueles direcionados ao contexto ocupacional, e aqueles direcionados à resposta do paciente. As intervenções focadas no contexto ocupacional ou intervenções combinadas são as mais adequadas para contextos com grande variabilidade de estressores.

As propostas de enfrentamento da síndrome de *burn-out* devem ser elaboradas de acordo com a necessidade individual de cada acometido pela síndrome, assim como devem ser feitos ajustes ambientais para a redução de eventos adversos a nível organizacional e melhora da resposta do indivíduo ao ambiente de trabalho.

2. ESTRATÉGIAS DIRECIONADAS AO AMBIENTE DE TRABALHO

Uma vez que o *burn-out* tem seus sintomas intimamente relacionados ao ambiente de trabalho, é de se esperar que um aspecto nuclear na abordagem terapêutica desta disfunção permeie o contexto ocupacional. Na verdade, os programas centrados no contexto ocupacional enfatizam a necessidade de modificar a situação em que se desenvolvem as atividades, principalmente no âmbito organizacional, tais como ambiente e clima de trabalho. As medidas propostas são focadas no próprio processo de trabalho, que raramente está sob governabilidade do indivíduo. Dessa maneira, é imprescindível a atuação de um médico do trabalho, o especialista capaz de orientar as intervenções relativas à organização do trabalho, tais como a revisão do processo, distribuição de tempo adequado para descanso, supervisão incorporada como apoio ao trabalhador e mudanças de estilos de liderança e direção (Demerouti).

Dessa maneira, a implementação de estratégias organizacionais é composta por diferentes ferramentas que favorecem a integração interpessoal e a melhoria das condições de trabalho, como, por exemplo, a otimização de aspectos ergonômicos e medidas de prevenção (Kissling *et al.*). Vários especialistas também enfatizam a utilidade de capacitação dos profissionais por meio de processos de educação permanente e continuada (Ovchinnikov *et al.*).

Para a realização das propostas de abordagens organizacionais, deve-se ter em mente que o *burn-out* é reflexo fundamental do ambiente de trabalho e de suas relações (Ruotsalainen *et al.*). Quando a organização do trabalho se estrutura de forma rígida, o resultado será um desajuste que poderá determinar uma redução da versatilidade psíquica do profissional, abrindo a possibilidade para a descompensação da saúde mental.

3. ESTRATÉGIAS FOCADAS NO PACIENTE

Não apenas abordagens relativas ao ambiente de trabalho, mas estratégias direcionadas ao funcionamento do trabalhador são fundamentais para o manejo do *burn-out*. Tais estratégias englobam o entendimento de características pessoais e respostas emocionais frente a uma situação estressante (Jeung *et al.*). Os programas focados na resposta do indivíduo consistem basicamente na elaboração de estratégias de enfrentamento saudáveis por parte do profissional. Em outras palavras, consiste no fortalecimento de mecanismos de adaptação, de resiliência otimizados para lidar com estressores laborais.

O aprendizado de estratégias de enfrentamento saudáveis é feito normalmente, por profissionais habilitados (frequentemente psicólogos) em sessões de duração e periodicidade variável e preestabelecidas (Brown *et al*). Os terapeutas contam com um amplo arsenal de técnicas de psicoterapia para otimizar a resposta clínica, tais como o manejo cognitivo-comportamental, e mais modernamente estratégias de *mindfulness*.

Em linhas gerais, o processo terapêutico decorre do reconhecimento de estratégias individuais focadas na busca por valores positivos em eventos negativos, como forma de diminuir a importância emocional do estressor. Também há como alvo a aceitação da responsabilidade, que corresponde às estratégias utilizadas para aceitar a realidade da situação, e a elaboração de planos de ação e alternativas, com o objetivo direto da resolução da situação estressora.

Em caráter complementar, fatores contributivos para a melhora incluem medidas gerais direcionadas a hábitos de vida saudáveis como praticar exercícios físicos regularmente, dormir bem, manter uma dieta equilibrada e usufruir do lazer. Essas medidas podem prevenir o aparecimento da síndrome, ao proporcionar uma fuga do indivíduo em relação ao estresse cotidiano no ambiente de trabalho.

4. CONCLUSÃO: ESTRATÉGIAS COMBINADAS

Os programas centrados na interação do contexto ocupacional e o indivíduo têm como objetivo entender o *burn-out* como resultante da relação do sujeito e o meio laboral, evidenciando de forma integrada as modificações das condições de trabalho, a percepção do trabalhador e o modo de enfrentamento diante das situações de estresse. Boas relações sociais no trabalho podem auxiliar no não desenvolvimento da síndrome de *burn-out*.

É fundamental que se promovam regularmente eventos direcionados à psico-educação. Palestras e encontros informativos sobre a síndrome de *burn-out* podem facilitar agilizar o reconhecimento dos sintomas de modo a garantir intervenções precoces.

Essas ações são relevantes à medida que proporcionam a integração da equipe, promovem a troca de experiência e apoio mútuo e reduzem a tensão no ambiente de trabalho. Ressalta-se que a eficácia da intervenção no combate a essa doença estabelece-se com maior resolutividade quando são empregadas estratégias com abordagem individual corroboradas por estratégias organizacionais.

5. REFERÊNCIAS BIBLIOGRÁFICAS

BROWN, C. A.; SCHELL, J.; PASHNIAK, L. M. Occupational therapists' experience of workplace fatigue: Issues and action. *Work*, v. 57, n. 4, p. 517-527, 2017. ISSN 1051-9815.

DEMEROUTI, E. Strategies used by individuals to prevent *burn-out*. *Eur J Clin Invest,* v. 45, n. 10, p. 1106-12, Oct 2015. ISSN 0014-2972.

JEUNG, D. Y.; KIM, C.; CHANG, S. J. Emotional Labor and *burn-out*: a review of the literature. *Yonsei Med J*, v. 59, n. 2, p. 187-193, Mar 2018. ISSN 0513-5796.

KISSLING, W.; MENDEL, R.; FORSTL, H. [The burn-out syndrome: prevalence, symptoms, differential diagnosis and treatment]. *Dtsch Med Wochenschr,* v. 139, n. 50, p. 2587-96, Dec 2014. ISSN 0012-0472.

OVCHINNIKOV, Y. V.; PALCHENKOVA, M. V.; KALACHEV, O. V. [*Burn-out* syndrome: diagnosis, principles of treatment, prophylaxis]. *Voen Med Zh,* v. 336, n. 7, p. 17-24, Jul 2015. ISSN 0026-9050 (Print) 0026-9050.

RUOTSALAINEN, J. H. *et al*. Preventing occupational stress in healthcare workers. *Cochrane Database Syst Rev,* n. 12, p. Cd002892, Dec 8 2014. ISSN 1361-6137.

Capítulo 6

Depressão: uma breve e necessária análise

Pedro Shiozawa

1. INTRODUÇÃO

O conhecimento atual mostra que a síndrome de *burn-out* é uma precursora ou um fator de risco para a doença depressiva (Elinson *et al.*, 2004).

Alguns autores vão além. Para Bianchi. *et al.*, agora já há evidências robustas de que o *burn-out* é uma condição depressiva. Críticos consistentes do MBI (Maslach *Burn-out* Inventory), para esses autores "o estado atual da ciência sugere que o *burn-out* é uma forma de depressão, e não um tipo diferenciado de patologia". Para eles, e conforme estudo próprio, a maioria dos indivíduos identificados como deprimidos relataram sintomas de depressão do DSM-5 com características atípicas — reatividade de humor, ganho de peso significativo ou hiperfagia, hipersonia, paralisia de chumbo e sensibilidade de rejeição interpessoal, resultando em comprometimento social ou ocupacional. Observam ainda que a depressão atípica e o *burn-out* têm sido associados em pesquisas anteriores a uma fadiga permeável, um curso crônico e hipocortisolismo. (Bianchi, Schonfeld, Laurent, 2015)

Ainda que *burn-out* e depressão sejam entidades diferentes, conforme a literatura majoritária atual preconize, por haver uma alta comorbidade relatada, abordaremos, de forma resumida, aspectos essenciais da depressão.

2. DEPRESSÃO E TRISTEZA: DA FUNÇÃO À DISFUNÇÃO

O Conceito do termo depressão deve ser analisado dentro do contexto no qual se emprega o termo. Em linhas gerais, o termo depressão pode descrever um conjunto de fenômenos, que em continuidade oscilam entre um uso corriqueiro para descrever um estado afetivo de tristeza, uma emoção humana normal e reativa a estressores internos ou externos, até o emprego mais técnico para caracterizar uma doença psiquiátrica grave em que essa tristeza se torna duradoura ao longo de um período mínimo de tempo determinado e em associação com vários outros sintomas psicológicos e somáticos, comprometendo o funcionamento pessoal e social do indivíduo. Dessa maneira, o termo depressão no uso diário pode por um lado fazer referência a um estado emocional interno, saudável e adaptativo; por outro, representar de modo mais preciso, uma condição clínica específica embasada em disfunções cerebrais e marcada por critérios diagnósticos devidamente estabelecidos. Em síntese, podemos simplificar: nem toda forma de tristeza é doença, mas algumas são.

A reação a circunstâncias adversas que envolvam a perda de elementos materiais ou simbólicos, configura frequentemente um estado de humor deprimido transitório e adaptativo. No entanto, esse estado deprimido por vezes pode se tornar excessivo quanto à intensidade, duração e complexidade, sendo acompanhado por sintomas complementares como alteração do sono, apetite, planejamento e capacidade de organização. Nesse cenário mais grave e disfuncional devemos pensar em uma doença.

Raramente será patológico o sintoma humor depressivo isolado, podendo não só ocorrer reativamente mas também constituir um traço de personalidade estável, constante desde a infância ou adolescência. Contrariamente ao que sucede na depressão clínica, a esse humor depressivo isolado não se associam outros sinais e sintomas que conjuntamente constituem uma síndrome continuada durante um período determinado e de gravidade variável.

> Raramente será patológico o sintoma humor depressivo isolado, contrariamente ao que sucede na depressão clínica, a esse humor depressivo isolado não se associam outros sinais e sintomas que conjuntamente constituem uma síndrome continuada durante um período determinado e de gravidade variável.

A depressão pode ser secundária a doenças físicas, a outras doenças psiquiátricas, ao efeito negativo de alguns fármacos e a acontecimentos de vida, dificuldades adversas e outras fontes de estressores. Vale salientar que a gênese do episódio depressivo, apesar de influenciada por tais estressores externos, não ocorre de maneira linear frente aos mesmos, mas sim por meio de uma complexa e ainda nebulosa interação entre meio ambiente, vulnerabilidade individual e fatores genéticos (Levinson).

Assim, quando utilizamos o nome depressão, referimo-nos, em termos genéricos, à entidade clínica e seus subtipos e não a um estado de humor negativo, triste ou depressivo, em consonância com as circunstâncias que o desencadearam.

3. TRANSTORNO DEPRESSIVO MAIOR

3.1. Aspectos gerais

A depressão ou transtorno depressivo maior (TDM) é uma condição clínica caracterizada por episódios depressivos que se alternam com períodos de humor normal. O quadro clínico é comumente caracterizado por sintomas limitantes como humor deprimido, anedonia (falta de prazer em atividades outrora prazerosas), alterações no sono, no apetite, na psicomotricidade, além de pensamentos pessimistas, de morte e tentativas de suicídio. Esses episódios têm duração variada, durando em média 6 a 12 meses, na dependência de estratégias terapêuticas adequadas. Metade dos episódios é recorrente e em um terço deles ocorre refratariedade ao tratamento (os sintomas persistem a despeito do uso adequado de antidepressivos). O diagnóstico (Apa) de depressão é eminentemente clínico. Os critérios estão sintetizados na tabela abaixo. TABELA 1.

Critério A	Cinco ou mais dos sintomas seguintes presentes por pelo menos duas semanas e que representam mudanças no funcionamento prévio do indivíduo:
	1. Humor deprimido na maioria dos dias;
	2. Acentuada diminuição do prazer ou interesse em todas ou quase todas as atividades;
	3. Alteração do apetite e peso;
	4. Insônia ou hipersônia quase todos os dias;
	5. Agitação ou retardo psicomotor;
	6. Fadiga e perda de energia quase todos os dias;
	7. Sentimento de inutilidade ou culpa excessiva ou inadequada;
	8. Capacidade diminuída de pensar ou concentrar-se ou indecisão;
	9. Pensamentos de morte recorrentes ou tentativa de suicídio;
Critério B	Os sintomas causam sofrimento clinicamente significativo ou prejuízo no funcionamento;
Critério C	Os sintomas não se devem aos efeitos de uma substância ou outra condição médica;
Critério D	A ocorrência de episódio depressivo maior não é mais bem explicada por transtorno psicóticos;
Critério E	Não houve nenhum episódio de mania ou hipomania anterior.

Tabela 01: Resumo dos critérios diagnósticos para transtorno depressivo maior

3.2. Hipótese monoaminérgica

Na psiquiatria atual, a hipótese mais amplamente aceita como base biológica para o TDM é denominada pela teoria monoaminérgica da depressão. Essa teoria propõe que a depressão seja consequência de uma menor disponibilidade de aminas biogênicas cerebrais, em particular de serotonina, noradrenalina e dopamina. Tal proposição é reforçada pelo conhecimento do mecanismo de ação dos antidepressivos, que se baseia, principalmente, no aumento da disponibilidade desses neurotransmissores na fenda sináptica, seja pela inibição de suas recaptações, seja pela inibição da enzima responsável por suas degradações (Stahl).

Em meados do século XX começou-se a documentar que ocorriam alterações depressivas do humor nos doentes que estavam em tratamento com fármacos que "secundariamente" afetavam a neurotransmissão monoaminérgica. De modo prático, a reserpina, um agente anti-hipertensivo, esgotava as reservas neuronais de monoaminas, produzindo uma síndrome depressiva em alguns pacientes. Os compostos tricíclicos, inicialmente desenvolvidos como anti-histamínicos e hipnóticos, tinham um potente efeito antidepressor em humanos que mais tarde se postulou dever-se ao aumento da neurotransmissão serotoninérgica e noradrenérgica. De maneira complementar, os fármacos que impediam a degradação enzimática das monoaminas, os inibidores da monoamino-oxidase (MAO), tinham também um efeito antidepressivo. Estas observações permitiram, além do desenvolvimento de tratamentos eficazes mesmo antes de se conhecer a etiopatogenia da depressão, o desenho da hipótese monoaminérgica da depressão, segundo a qual haveria uma diminuição da função monoaminérgica diminuída no encéfalo (Crisafulli *et al.*) (Moussaoui)

Admiravelmente, vários estudos clínicos e pré-clínicos reportaram achados que apoiam essa hipótese: diminuição da densidade de receptores de serotonina (5-HT) e NA no córtex pré-frontal e em estruturas límbicas, níveis aumentados de MAO em encéfalos de doentes deprimidos, diminuição do número de neurônios quer do LC quer do núcleo dorsal da rafe e aumento do *turnover* da 5-HT em deprimidos, em comparação com controles (Ruhe *et al.*).

Ainda hoje, os fármacos antidepressivos de primeira linha baseiam-se na hipótese monoaminérgica, e apesar da sua indubitável utilidade e do inequívoco envolvimento desses neurotransmissores na fisiopatologia da depressão, o efeito modesto dos antidepressivos comumente disponíveis para o tratamento do TDM reforça a penumbra e as incertezas etiopatogênicas subjacentes à gênese e manutenção dessa limitante doença.

3.3. Novas evidências, novas teorias

Apesar de robusta, a teoria das monoaminas como base para a etiopatogenia da depressão está longe de ser absoluta. Tal observação decorre sobretudo da falta de resposta clínica em um número significativo de pacientes. Na verdade, cerca de 30% dos pacientes com TDM não respondem às estratégias terapêuticas baseadas na reposição monoaminérgica cerebral. Dessa observação fundamentalmente empírica, surge a inevitável indagação: seriam as monoaminas os únicos neurotransmissores envolvidos nas perturbações do humor?

De fato, duas novas hipóteses têm ganhado evidência crescente (Maletic *et al.*) baseadas em estratégias terapêuticas inovadoras. Uma delas com ênfase em outra circuitaria outrora menosprezada no estudo dos transtornos do humor: a cetamina (Molero *et al.*). Trata-se de um inibidor não competitivo dos receptores NMDA do glutamato capaz de produzir um rápido, ainda que transitório, efeito antidepressivo em doses subanestésicas. A aplicação experimental de um agente modulador do sistema glutamatérgico excitatório tem determinado respostas clínicas expressivas, levando ao inevitável aprimoramento de uma hipótese glutamatérgica para o TDM.

De maneira análoga ao surgimento empírico da hipótese glutamatérgica, com avanços recentes na neurociência em áreas como a da neuroimagem funcional, diferentes autores têm apontado para disfunções elétrico-químicas relacionadas a quadros depressivos. Estudando imagens anatômicas do cérebro, Coffey e colaboradores (Coffey) concluíram que pacientes com depressão grave apresentam diminuição do lobo frontal (7%), quando comparados a sujeitos de grupos-controle. Estudos com neuroimagens estruturais e funcionais também encontraram relações significativas entre anormalidades no lobo pré-frontal tanto em depressão primária quanto em depressão secundária (George *et al.*). Baxter e colegas. (Baxter *et al.*) encontraram redução do metabolismo no CPFDL esquerdo em todas as formas de depressão e uma correlação inversa entre a gravidade da depressão e a diminuição do metabolismo frontal. Um outro estudo evidenciou (Bench *et al.*) mudança de padrão na circulação cerebral em um grupo de 25 pacientes tratados para depressão. Eles compararam o fluxo cerebral pré e pós-tratamento e reportaram que a melhora da depressão estava associada com um aumento significativo do fluxo sanguíneo cerebral no CPFDL esquerdo, incluindo o giro cingulado anterior.

Uma vez apresentada a questão da disfunção cortical hipoteticamente subjacente ao TDM, diferentes estratégias têm sido estudadas com a finalidade de modular a atividade elétrica disfuncional nas regiões acometidas. Tal é o caso da estimulação magnética transcraniana repetitiva (EMTr), que usa as propriedades de indução elétrica de um campo magnético pulsátil para modular a atividade cortical no córtex pré-frontal. As diferentes estratégias de neuromodulação para o tratamento da depressão têm usado como alvo primário o córtex pré-frontal dorsolateral esquerdo (CPFDL). Essa região estaria hipoativa em pacientes com depressão, e seria responsável pelos principais sintomas característicos do transtorno depressivo (Shiozawa *et al.*).

Dessa maneira, observamos que as bases neurobiológicas subjacentes ao transtorno depressivo maior estão ainda por ser completamente elucidadas. Possivelmente são multifatoriais e as diferentes hipóteses em voga ou em desenvolvimento interagem de modo complementar e complexo.

3.4. Genética e depressão

Um consistente conjunto de evidências indica a existência de fatores genéticos na suscetibilidade para os transtornos do humor. Os dados disponíveis no momento não identificam de modo inequívoco nenhum gene de vulnerabilidade capaz de detetrminar *per se* um transtorno do humor. Esses transtornos são multifatoriais de etiologia complexa e ainda nebulosa.

Na vanguarda dos estudos genéticos para depressão, Angst, em 1966 na Suíça, e Perris, no mesmo ano na Suécia, independentemente, apresentaram os primeiros resultados de estudos sistemáticos em famílias de pacientes com transtornos de humor. Ambos demonstraram agregação familiar das alterações do humor, encontrando maior frequência de bipolares entre os familiares de bipolares e de unipolares entre os parentes de depressivos unipolares. A maioria dos estudos que se seguiram concordam com esses autores tanto na agregação familiar quanto na subdivisão proposta.

Os resultados de estudos em famílias de pacientes com transtorno do humor apontam uma inegável correlação genética. Na verdade, em comparação com o risco médio populacional, quando observamos parentes em primeiro grau de pacientes com depressão, observamos que o risco está aumentado em aproximadamente três vezes. De maneira complementar, estudos já de longa data com gêmeos têm corroborado que a taxa de concordância para transtornos do humor em gêmeos monozigóticos é duas a três vezes maior do que nos dizigóticos, reforçando a hipótese de um componente genético nesses transtornos (Roy *et al.*) (Kendler *et al.*).

Apesar de relevante, a participação genética não é única, mas resultante de uma complexa interação entre fatores ambientais e individuais *(conforme discutido no capítulo 3)*. Vale relembrar que estressores do meio podem induzir mudanças estáveis na expressão genética cerebral, o que pode determinar uma plasticidade neuronal maladaptativa em regiões implicadas na etiopatogênese da depressão (Uchida *et al.*).

4. TRATAMENTO

Dentre as diversas opções terapêuticas disponíveis, um tópico relevante é como escolher o antidepressivo mais eficaz, uma vez que o uso de um fármaco inadequado leva a efeitos colaterais desnecessários e a um tempo maior de doença, deixando o paciente mais exposto a complicações da depressão, notadamente o suicídio. (Manolopoulos *et al.*, 2012) (Frasure-Smith *et al.*, 2000)

O estudo STAR*D (*Sequenced Treatment Alternatives to Relieve Depression*), cuja característica é de ser um grande ensaio clínico pragmático, aproximando-se do "mundo real" da prática clínica. No nível 1 desse estudo, 2876 pacientes recebiam doses variadas de citalopram e eram avaliados ao final de 14 semanas. Pacientes que não obtinham remissão iam para o nível 2 do estudo, que consistia em 7 opções terapêuticas (troca para terapia cognitivo-comportamental, bupropiona, sertralina ou venlafaxina ou associação destes). Aqueles que não atingiam remissão iam para o próximo nível (potenciação com lítio ou T3 ou troca para mirtazapina ou nortriptilina). Finalmente, os não remitidos iam para o último nível (tranilcipromina ou a combinação de venlafaxina com mirtazapina). No nível 1 do tratamento houve remissão de cerca de 30%, porém as taxas de resposta e remissão foram progressivamente decrescentes para os níveis 2, 3 e 4, sendo que a remissão acumulada foi de 28%, 52%, 62% e 70% dos níveis 1 ao 4. Por fim, mesmo antidepressivos modernos apresentam efeitos colaterais particularmente incômodos no longo prazo (ganho de peso, disfunção sexual, sintomas gastrointestinais, alteração de sono, sedação, entre outros) o que pode levar ao abandono do tratamento. Isso justifica a pesquisa de novas modalidades terapêuticas no tratamento da depressão. (Rush *et al.*, 2006)

Apesar dos consistentes avanços na farmacoterapia, o alto índice de TDM resistente ao tratamento ainda é um aspecto desafiador na prática clínica diária. A adesão ao tratamento de longo prazo é crítica para atingir a recuperação completa dos sintomas.

A resistência ao tratamento é definida como a falta de resposta a três diferentes tratamentos farmacológicos, que utilizem continuamente doses terapêuticas durante um período suficiente (Rush *et al.*, 2006). A não adesão ao tratamento pode ser mais bem caracterizada como um fator de risco para o desenvolvimento da refratariedade farmacológica. Paralelamente, a resposta sem remissão não deve ser considerada como uma condição resistente ao tratamento; no entanto, a incapacidade de se atingir a remissão no longo prazo (presença de sintomas subsindrômicos) tem sido claramente associada a um maior risco de recorrência e a déficits significativos em domínios relacionados à qualidade de vida e ao prognóstico no longo prazo (Lewis e Hootnagle, 2003) (Parker *et al.*, 2000)

Os desafios atuais no tratamento da depressão, como a questão da adesão à medicação, a presença de efeitos adversos limitantes e às altas taxas de refratariedade motivam a pesquisa de novas modalidades terapêuticas como o caso da neuromodulação não invasiva.

5. REFERÊNCIAS BIBLIOGRÁFICAS

APA. Diagnostic and Statistic Manual of Mental Disorders. IV-TR. American Psychiatric Association, 2000.

BAXTER, L. R., JR. *et al.* Cerebral metabolic rates for glucose in mood disorders. Studies with positron emission tomography and fluorodeoxyglucose F 18. *Arch Gen Psychiatry*, v. 42, n. 5, p. 441-7, May 1985. ISSN 0003-990X (Print) 0003-990x.

BENCH, C. J.; FRACKOWIAK, R. S.; DOLAN, R. J. Changes in regional cerebral blood flow on recovery from depression. *Psychol Med*, v. 25, n. 2, p. 247-61, Mar 1995. ISSN 0033-2917 (Print)

BIANCHI, R.; SCHONFELD, I. S.; LAURENT. Is it time to consider the "*burn-out* syndrome" a distinct illness? *Front Public Healt*, v. 3, 2015.

COFFEY, C. E. The role of structural brain imaging in ECT. *Psychopharmacol Bull*, v. 30, n. 3, p. 477-83, 1994. ISSN 0048-5764 (Print)

CRISAFULLI, C. *et al*. Pharmacogenetics of antidepressants. *Frontiers in pharmacology,* v. 2, p. 6, 2011. ISSN 1663-9812 (Electronic). Disponível em: <http://www.ncbi.nlm.nih.gov/pubmed/21687501>.

ELINSON, L.; HOUCK, P.; MARCUS, S. C.; PINCUS, H. A. Depression and the ability to work. *Psychiatric Services,* v. 55, 2004.

FRASURE-SMITH, N. *et al*. Depression and health-care costs during the first year following myocardial infarction. *J Psychosom Res,* v. 48, n. 4-5, p. 471-8, Apr-May 2000. ISSN 0022-3999 (Print).

GEORGE, M. S. *et al*. A magnetic resonance imaging investigation into mood disorders in multiple sclerosis: a pilot study. *J Nerv Ment Dis*, v. 182, n. 7, p. 410-2, Jul 1994. ISSN 0022-3018 (Print).

KENDLER, K. S. *et al*. Self-report psychiatric symptoms in twins and their nontwin relatives: are twins different? *Am J Med Genet,* v. 60, n. 6, p. 588-91, Dec 18 1995. ISSN 0148-7299 (Print).

LEVINSON, D. F. The genetics of depression: a review. *Biol Psychiatry,* v. 60, n. 2, p. 84-92, Jul 15 2006. ISSN 0006-3223 (Print). Disponível em: <http://www.ncbi.nlm.nih.gov/entrez/query.fcgi?cmd=Retrieve&db=PubMed&dopt=Citation&list_uids=16300747>.

LEWIS, L.; HOOFNAGLE, L. Treatment-resistant depression: the patient perspective. *Biol Psychiatry,* v. 53, n. 8, p. 635-9, Apr 15 2003. ISSN 0006-3223 (Print).

MALETIC, V. *et al*. Neurobiology of depression: an integrated view of key findings. *Int J Clin Pract*, v. 61, n. 12, p. 2030-40, Dec 2007. ISSN 1368-5031 (Print). Disponível em: <http://www.ncbi.nlm.nih.gov/entrez/query.fcgi?cmd=Retrieve&db=PubMed&dopt=Citation&list_uids=17944926>.

MANOLOPOULOS, V. G.; RAGIA, G.; ALEVIZOPOULOS, G. Pharmacokinetic interactions of selective serotonin reuptake inhibitors with other commonly prescribed drugs in the era of pharmacogenomics. Drug Metabol Drug Interact, v. 27, n. 1, p. 19-31, Feb 29 2012. ISSN 0792-5077 (Print).

MOLERO, P. *et al*. Antidepressant Efficacy and Tolerability of Ketamine and Esketamine: A Critical Review. *CNS Drugs,* May 7 2018. ISSN 1172-7047.

MOUSSAOUI, D. [Biochemistry of depression. Literature analysis]. *Encephale,* v. 4, n. 3, p. 193-222, 1978. ISSN 0013-7006 (Print) 0013-7006.

PARKER, G. *et al*. How long does it take for antidepressant therapies to act? *Aust N Z J Psychiatry,* v. 34, n. 1, p. 65-70, Feb 2000. ISSN 0004-8674 (Print).

PERRIS, C. A study of bipolar (manic-depressive) and unipolar recurrent depressive psychoses. Introduction. *Acta Psychiatr Scand Suppl,* v. 194, p. 9-14, 1966. ISSN 0065-1591 (Print).

ROY, M. A. *et al.* A twin study of generalized anxiety disorder and major depression. *Psychol Med,* v. 25, n. 5, p. 1037-49, Sep 1995. ISSN 0033-2917 (Print).

RUHE, H. G.; MASON, N. S.; SCHENE, A. H. Mood is indirectly related to serotonin, norepinephrine and dopamine levels in humans: a meta-analysis of monoamine depletion studies. *Mol Psychiatry,* v. 12, n. 4, p. 331-59, Apr 2007. ISSN 1359-4184 (Print). Disponível em: <http://www.ncbi.nlm.nih.gov/entrez/query.fcgi?cmd=Retrieve&db=PubMed&dopt=Citation&list_uids=17389902>.

RUSH, A. J. *et al.* Acute and longer-term outcomes in depressed outpatients requiring one or several treatment steps: a STAR*D report. *Am J Psychiatry,* v. 163, n. 11, p. 1905-17, Nov 2006. ISSN 0002-953X (Print). Disponível em: <http://www.ncbi.nlm.nih.gov/entrez/query.fcgi?cmd=Retrieve&db=PubMed&dopt=Citation&list_uids=17074942>.

SHIOZAWA, P. *et al.* Transcutaneous vagus and trigeminal nerve stimulation for neuropsychiatric disorders: a systematic review. *Arq Neuropsiquiatr,* v. 72, n. 7, p. 542-7, jul 2014. ISSN 0004-282x. Disponível em: <http://www.scielo.br/scielo.php?script=sci_arttext&pid=S0004-282X2014000700542&lng=en&nrm=iso&tlng=en>.

STAHL, S. M. Stahl's Essential Psychopharmacology: neuroscientific basis and practical implications. Cambrigde: Cambridge University Press, 2009.

UCHIDA, S. *et al.* Epigenetic mechanisms of major depression: Targeting neuronal plasticity. *Psychiatry Clin Neurosci*, v. 72, n. 4, p. 212-227, Apr 2018. ISSN 1323-1316.

Capítulo 7

Medidas de prevenção do burn-out

Pablo Ferreira Bernardes

Segundo a perspectiva psicossocial, a centralidade da síndrome de *burn-out* está sobretudo na resposta do organismo diante de fontes de estresse ocupacional crônico vinculadas às relações sociais que se estabelecem entre os provedores de serviços e seus receptores. Noutras palavras, são os mecanismos de enfrentamento e de autoproteção desenvolvidos pelo próprio organismo, os quais se extenuam lenta e progressivamente diante de fatores laborais estressores, que geram o quadro clínico do *burn-out*. Esses fatores envolvem o próprio trabalhador, os colegas de trabalho e o ambiente ou as condições laborais em si. Por isso, é mister que estratégias eficazes de prevenção e promoção da saúde, por meio da mobilização pessoal e coletiva dentro do âmbito de trabalho, sejam viabilizadas a tempo.

> "As medidas preventivas relacionadas ao *burn-out* precisam ser abordadas como problemas coletivos e organizacionais, não apenas como um problema individual. Dessa forma, podem ser categorizadas em três grupos principais: estratégias individuais, estratégias grupais e estratégias organizacionais". (Alencar *et al*, 2013; Grangeiro; Alencar; Barreto, 2008)

1. ESTRATÉGIAS INDIVIDUAIS

À medida em que se percebem condições de desgaste físico e/ou mental dentro do contexto de trabalho, urge-se a primeira estratégia: a identificação dos agentes estressores ou extenuantes do ambiente laboral, assim como a percepção das repercussões que eles têm gerado na saúde físico-psíquica de cada trabalhador. "O que tem causado esses sintomas em mim? Quais as pressões verticais e horizontais que recebo aqui dentro? Como me sinto no meu ambiente laboral? Tenho conseguido cumprir minhas metas de trabalho de forma eficiente e prazerosa? Quanto isso me desgasta?"

Reconhecidos os agentes estressores, o próximo passo firma-se no estabelecimento de planos de ação mitigadores desses agentes. Obviamente, não será possível eliminar todos os fatores de estresse. Alguns, ou a maioria, precisarão ser gerenciados. "Como administro o meu tempo no trabalho? Como lido com as solicitações urgentes? Como respondo às demandas inesperadas? Tenho conseguido dizer não às condições que saem da minha alçada, ou tento abraçar tudo o que me chega à mão, para que eu não seja malquisto? Como lido com o perfeccionismo? Minha rotina de trabalho está bem organizada?" Gerenciar estressores no ambiente laboral permite mudar a percepção do empregado sobre as características extenuantes do trabalho, deste modo reduzindo a exaustão física e as queixas psicossomáticas.

> "As estratégias individuais, de modo geral, referem-se à resolução de problemas, assertividade e gestão do tempo de maneira eficaz; formação e capacitação profissional, ou seja, busca constante da competência no trabalho; estabelecimento de parâmetros, objetivos; participação em programas de combate ao estresse". (Gil-Monte, 2003 *apud* Alencar *et al.*, 2013; Grangeiro; Alencar; Barreto, 2008)

Algumas outras medidas mais específicas também podem ser consideradas, conforme Varella (2014) e Helpguide.org (2014):

a) Não usar a falta de tempo como desculpa para não praticar exercícios físicos ou para não desfrutar de momentos de descontração e lazer;

b) Evitar o consumo de álcool e de outras drogas como atenuadores de quadros ansiosos ou depressivos;

c) Não deixar que as condições de trabalho interfiram na qualidade de vida e na saúde física e mental;

d) Fazer uso de técnicas de relaxamento e alongamento em alguns momentos do dia, como forma de alívio e espairecimento;

e) Priorizar bons hábitos de alimentação e de sono;

f) Estabelecer limites para as atividades laborais e domésticas. Evitar sobrecargas físicas e/ou psíquicas;

g) Desligar-se, por alguns momentos do dia, de fontes tecnológicas, como telefone, computador, redes sociais;

h) Alimentar o lado criativo; experimentar desafios e projetos novos; retomar os passatempos divertidos e favoritos; executar atividades que nada têm a ver com o trabalho;

i) Aprender a gerenciar o estresse, valorizando realmente o que é mais importante e desprestigiando o que não é relevante nem urgente;

j) Tomar posições proativas ao invés de uma abordagem passiva diante dos problemas no local de trabalho;

l) Não abrir mão das férias. Descanso recarrega as energias mentais e físicas, bem como cria novas perspectivas e sensações.

(Shinn; Morch, 1983 *apud* Grangeiro; Alencar; Barreto, 2008; Alencar *et al.*, 2013).

2. ESTRATÉGIAS COLETIVAS

Após identificados os fatores estressantes do ambiente do trabalho e correlacionados com possíveis consequências danosas à saúde individual, faz-se necessária também, dentro do contexto laboral, a adoção de medidas preventivas do ponto de vista coletivo, medidas estas que envolvam todo o rol de profissionais expostos, no mesmo ambiente de trabalho, às situações estressantes e adoecedoras.

Nesse sentido, as estratégias coletivas começam por um diagnóstico precoce dos agravos e suas variáveis, a fim de se estabelecer critérios de melhoria da convivência e do trabalho conjunto, bem como minimizar os problemas que afetam cada grupo específico no labor. Cabe lembrar que boa parte dos sintomas e sinais do *burn-out* advém das dificuldades de relacionamento interpessoais dos empregados, o que gera um clima de tensão desgastante e desmotivador dentro do ambiente de trabalho. Sinais internos de competitividades exacerbadas, invejas, ciúmes, hostilidades e individualismos devem ser mitigados.

> "Criar ações para favorecer um bom clima corporativo e aliviar o estresse, propiciar condições adequadas ao desenvolvimento das atividades, investir em treinamento, ter clareza nas avaliações de desempenho e respeitar o cumprimento das férias são algumas medidas que a corporação pode incorporar" — explica Rui Bocchino Macedo, especialista em Medicina do Trabalho do Lavoisier Medicina Diagnóstica.

Por outro lado, dentro de cada grupo de trabalho, os próprios integrantes devem servir de âncora e apoio mútuo entre si. Juntos, os colegas devem identificar e produzir planos para eliminarem, ou pelo menos reduzirem, os fatores estressores individuais e coletivos que os assediam. Deve o grupo reavaliar demandas e expectativas profissionais, e replanejar o organograma de trabalho de cada componente com soluções práticas e possíveis. "Como estão os relacionamentos com os meus colegas de trabalho? Temos trabalhado com harmonia em prol da empresa e uns dos outros? Tenho pedido auxílio nas tarefas mais difíceis? Tenho delegado atividades para não me sobrecarregar? Tenho exposto minhas impressões e fragilidades ao grupo? Tenho assistido aqueles que necessitam de ajuda também?" Suporte emocional entre os próprios colegas é um importante fator de redução do estresse laboral e da sensação de esgotamento.

3. ESTRATÉGIAS ORGANIZACIONAIS

Na maioria das vezes, não basta que se promovam ações em nível individual e coletivo isoladamente, pois demandas e estruturas organizacionais continuarão trazendo problemas e gerando sintomas. Avaliar, individual e coletivamente, os elementos corporativos insalubres e ponderá-los frequentemente à luz da real necessidade e da melhor estratégia é um vigoroso plano de ação que caminha a favor da qualidade de vida, de saúde e de trabalho. Ademais, boas relações pessoais e profissionais abrirão espaço para discutir, revisar e redimensionar as formas de organização laboral sempre que necessário.

> "As estratégias organizacionais são de extrema importância, pois o problema está no contexto laboral. Deve-se, portanto, relacionar as estratégias individuais e grupais, para que estas sejam eficazes no contexto organizacional. Melhorar o clima organizacional, através de programas de socialização para prevenir o choque com a realidade; implantar sistemas de avaliação que concedam aos profissionais um papel ativo e de participação nas decisões laborais; proporcionar condições de trabalho atrativas e gratificantes; modificar os métodos de prestação de cuidados; reconhecer a necessidade de educação permanente; investir no aperfeiçoamento profissional (por exemplo, formação em assertividade); dar suporte social às equipes; fomentar a participação do trabalhador nas decisões corporativas, entre outros, são algumas das estratégias organizacionais relevantes que podem ser implantadas com eficiência". (Grangeiro; Alencar; Barreto, 2008; Alencar *et al.*, 2013)

Portanto, ao mesmo tempo em que uma corporação, seja pública ou privada, busca galgar seu espaço mercadológico lucrativo e sustentável, deve também implementar, para o seu próprio equilíbrio, estratégias que fomentem cuidado individual, integração coletiva e adequações organizacionais. Avaliações periódicas das fragilidades e descompassos internos (contextuais e interpessoais), bem como de ameaças externas (demandas e imposições), são desafios reais e imprescindíveis para se evitar as sobrecargas, as extenuações e, consequentemente, a síndrome de *burn-out*.

> Ações voltadas a prevenir e reduzir o *burn-out* são de grande importância, não só no que diz respeito à qualidade de vida das pessoas afetadas ou com riscos potenciais, mas também para prevenir as perdas econômicas que vêm como resultado do absenteísmo, rotatividade e aposentadorias precoces, realidade presente nas instituições educacionais. (Correia, Gomes & Moreira, 2010; Pucella, 2011)

Alguns colegas de profissão, amigos e familiares podem não ter a sensibilidade para entender a sua situação de desgaste. Certifique-se de se apoiar em quem irá realmente compreendê-lo — explica Ana Maria Teresa Benevides-Pereira, psicóloga, autora do livro "*Burn-out*: quando o trabalho ameaça o bem-estar do trabalhador").

4. REFERÊNCIAS BIBLIOGRÁFICAS

ALONSO, Fernanda Gehr. Síndrome de *burn-out*: manual de medidas preventivas e identificativas para aplicação pelo Engenheiro de Segurança do Trabalho. *Estudo de psiquiatria.* Curitiba: Universidade Tecnológica do Paraná, 2004.

BENEVIDES-PEREIRA, A. M. T. *Burn-out*: o processo de adoecer pelo trabalho. In: BENEVIDES--PEREIRA, A. M. T. (Org.). *Burn-out*: quando o trabalho ameaça o bem-estar do trabalhador. São Paulo: Casa do Psicólogo. 2002.

MAZON, V.; CARLOTTO, M. S.; CÂMARA, S. (2008). Síndrome de *burn-out* e estratégias de enfrentamento em professores. *Arquivos Brasileiros de Psicologia, 60*(1),55-66.

MENEGHINI, F.; PAZ, A. A.; LAUTERT, L. (2011). Fatores ocupacionais associados aos componentes da síndrome de *burn-out* em trabalhadores de enfermagem. *Texto & Contexto — Enfermagem*, 20(2), 225-233.

TAMAYO, M. R.; TRÓCCOLI, B. T. (2002a). *Burn-out* no trabalho. In: MENDES, A. M.; BORGES, L. O.; FERREIRA, M. C. (Orgs.). *Trabalho em transição, saúde e risco*. Brasília: Finatec.

TAMAYO, M. R.;& TROCCOLI, B. T. (2002b). Exaustão emocional: relações com a percepção de suporte organizacional e com as estratégias de *coping* no trabalho. *Estudos de Psicologia (Natal)*, 7(1), 37-46.

Capítulo 8

Burn-out, *Medicina do Trabalho e Perícias Médicas do INSS: o limbo trabalhista-previdenciário*

Marcos Henrique Mendanha

1. O LIMBO JURÍDICO TRABALHISTA-PREVIDENCIÁRIO

Seja envolvendo o *burn-out*, a depressão, ou qualquer outra doença (mental ou não), um dos maiores problemas na prática da Medicina do Trabalho se estabelece quando o Médico do Trabalho, após ter qualificado o empregado como "inapto" a determinada função, o encaminha para o serviço de Perícias Médicas do INSS, sugerindo, mediante atestado médico, determinado lapso de tempo para respectivo tratamento e recuperação.

O Médico Perito do INSS, por sua vez, após concessão de benefício previdenciário por um prazo menor do que o sugerido pelo Médico do Trabalho, qualifica este empregado como "capaz" para retorno às suas atividades laborais. Estabelece-se então o chamado "limbo trabalhista-previdenciário". Qual a conduta mais apropriada do Médico do Trabalho a partir de então, com relação ao empregado, à empresa, e ao INSS?

A Norma Regulamentadora n. 7 (NR-7) assim nos traz no item 7.4.4.3: "o ASO (atestado de saúde ocupacional) deverá conter, no mínimo: (e) definição de apto ou inapto para a função específica que o trabalhador vai exercer, exerce ou exerceu". Uma análise literal da norma *supra* nos sugere que essa definição de aptidão/inaptidão é prerrogativa do Médico do Trabalho, a quem coube a função de emitir o ASO.

No entanto, a Lei n. 11.907/2009, em seu art. 30, § 3º, assim coloca: "compete privativamente aos ocupantes do cargo de Perito Médico Previdenciário ou de Perito Médico da Previdência Social..., em especial a: (I) emissão de parecer conclusivo quanto à capacidade laboral para fins previdenciários".

Ocorre que muitas vezes o INSS qualifica o segurado como "capaz" enquanto o Médico do Trabalho o julga como "inapto". Conquanto estejamos tratando de legislações diferentes (previdenciária — Lei N. 11.907/2009, e trabalhista — NR-7), por terem repercussões fáticas interligadas (consubstanciadas no chamado "limbo trabalhista-previdenciário"), entendemos que verifica-se entre essas normas o que no estudo do Direito recebe o nome de antinomia, ou seja, a presença de duas normas conflitantes, gerando dúvidas sobre qual delas deverá ser aplicada no exemplo dado. No caso em tela, a Lei n. 11.907/2009 goza de uma posição hierárquica privilegiada em nosso ordenamento jurídico, uma vez que se classifica como lei federal ordinária, enquanto que a NR-7 foi editada por força de uma portaria (Portaria do MTE n. 24/1994). Como hierarquicamente as leis ordinárias prevalecem sobre as portarias, juridicamente, deve prevalecer a Lei n. 11.907/2009.

Outras normativas corroboram no sentido de que a decisão do Médico Perito do INSS deva, legalmente, prevalecer sobre a decisão do Médico do Trabalho:

Súmula n. 32 do TST: "Presume-se o abandono de emprego se o trabalhador não retornar ao serviço no prazo de 30 (trinta) dias após a cessação do benefício previdenciário nem justificar o motivo de não o fazer".

Comparando o poder decisório do Médico do Trabalho com o do Médico Perito do INSS, vemos que aptidão ao trabalho é conferida pela cessação do benefício previdenciário definida pelo Médico Perito do INSS, e não pelo Médico do Trabalho. Aqui, ratificamos que não estamos julgando tecnicamente a conduta desses profissionais, o que dependerá de cada caso, e tão pouco suas motivações, limitações, etc. Nossa análise é exclusivamente sobre o teor literal da Súmula n. 32 do TST. Lembramos também que o abandono de emprego é considerado uma "justa causa" de rescisão do contrato de trabalho, conforme art. 482 da CLT.

Lei n. 605/1949, art. 6º, § 2º: "A doença será comprovada mediante atestado de médico da instituição da previdência social a que estiver filiado o empregado, e, na falta deste e sucessivamente, de médico do Serviço Social do Comércio ou da Indústria; de médico da empresa ou por ela designado; de médico a serviço de representação federal, estadual ou municipal incumbido de assuntos de higiene ou de saúde pública; ou não existindo estes, na localidade em que trabalhar, de médico de sua escolha".

Essa lei deixa clara a hierarquia existente entre os atestados médicos para fins de abonos de faltas ao trabalho (o que também entendemos como "hierarquia das decisões médicas" e não apenas dos atestados médicos), na qual o atestado de médico da instituição da previdência social prevalece sobre o atestado de médico da empresa ou por ela designado (Médico do Trabalho ou "Médico Examinador"). Isso equivale a dizer que a decisão proferida pelo médico da instituição da previdência social prevalece sobre a decisão proferida pelo médico da empresa. Mais uma vez enfatizamos que nossa interpretação é sobre a literalidade da Lei n. 605/1949, art. 6º, § 2º.

Súmula n. 15 do TST: "A justificação da ausência do empregado motivada por doença, para a percepção do salário-enfermidade e da remuneração do repouso semanal, deve observar a ordem preferencial dos atestados médicos, estabelecida em lei".

A ordem dos atestados estabelecida em lei nos remete obrigatoriamente à Lei n. 605/1949 (vista anteriormente). Trata-se da única lei federal em que o *ranking* dos atestados médicos foi colocado. Em outras palavras, essa Súmula diz que deve ser obedecida primeiro a decisão do Médico Perito do INSS, para, só depois, a decisão do Médico do Trabalho.

Importante lembrar que essa súmula foi reavaliada e mantida pelo TST em 2003, o que mostra a inquestionável importância da Lei n. 605/49 ainda nos dias atuais.

Por toda fundamentação legal exposta, na situação exemplificada na introdução deste subcapítulo, ao receber um empregado considerado "capaz" pelo Serviço de Perícias Médicas do INSS, entendemos que o Médico do Trabalho, caso julgue o mesmo trabalhador como "inapto", deverá:

a) explicar ao trabalhador todas as repercussões (inclusive legais) do impasse instalado;

b) enfatizar junto ao empregado sobre todos os possíveis riscos à saúde advindos do seu ambiente de trabalho, nos termos dos arts. 12 e 13 do Código de Ética Médica;

c) orientar e auxiliar esse segurado quanto à interposição de pedido de recurso ou novo pedido junto ao INSS, explicando–lhe todas as possíveis consequências de cada possibilidade [obs.: excluímos aqui o Pedido de Prorrogação (PP) pelas circunstâncias do exemplo dado, que já considera o empregado fora da vigência do benefício, o que inviabiliza a solicitação do PP];

d) orientar e auxiliar esse segurado quanto à possibilidade de ação judicial em face da decisão proferida pelo Serviço de Perícias Médicas do INSS, também explicando-lhe as possíveis repercussões;

e) enquanto vigorar a discordância com o Serviço de Perícias Médicas do INSS (ainda que aguardando resultado do pedido de recurso etc.), deverá considerar o empregado "apto" ao trabalho, revogando, inclusive, o seu próprio atestado, já emitido quando do encaminhamento inicial do empregado ao INSS. Nesse período de impasse, não há sustentação legal para que o Médico do Trabalho (que age como se empresa fosse, conforme interpretação extraída do art. 932, inciso III, do Código Civil) confronte a decisão do Médico Perito do INSS, não recepcione esse empregado no trabalho (em funções adequadas e não prejudiciais ao trabalhador), mas ao contrário, o mantenha afastado (especialmente, sem o pagamento do respectivo salário). Sobre o tema, assim vêm se pronunciando de forma majoritária (não unânime) os tribunais, em diversas situações:

EMENTA: "DANO MORAL — RECUSA INJUSTIFICADA NO RETORNO DO EMPREGADO AO TRABALHO — A recusa em receber o autor de volta ao trabalho, deixando-o sem recebimento de remuneração, tendo ciência da negativa do INSS em pagar-lhe benefício previdenciário, mostra-se não só arbitrária, como antiética e contrária aos parâmetros sociais. Essa atitude, além de não ter respaldo no ordenamento jurídico, revela apenas seu intuito de esquivar-se dos ônus devidos perante o trabalhador. Praticou verdadeira burla aos direitos da dignidade do cidadão empregado, de forma abusiva e absolutamente alheia às garantias constitucionais. Assim, é imperioso reconhecer que a demandada deixou de observar o princípio básico da dignidade da pessoa humana (art. 1º, III, CR/88), além de vulnerar o primado valor social do trabalho (art. 1º, IV, CR/88), pelo que, a indenização decorrente do dano moral mostra-se plenamente devida". (RO 00399-2008-068-03-00-2)

EMENTA: "AFASTAMENTO DO EMPREGADO. INDEFERIMENTO DE BENEFÍCIO PREVIDENCIÁRIO. INAPTIDÃO DECLARADA PELO MÉDICO DA EMPRESA. Comprovada a tentativa do autor de retornar ao trabalho e atestada a sua capacidade pela autarquia previdenciária, cabia à reclamada, no mínimo, readaptar o obreiro em função compatível com a sua condição de saúde, e não simplesmente negar-lhe o direito de retornar ao trabalho, deixando de lhe pagar os salários. Como tal providência não foi tomada, fica a empregadora responsável pelo pagamento dos salários e demais verbas do período compreendido entre o afastamento do empregado e a efetiva concessão do benefício previdenciário". (RO 01096-2009-114-03-00-4)

TRECHO DA SENTENÇA: "(...) mesmo tendo o Órgão Previdenciário afirmado por três vezes que o autor se encontrava apto ao labor e o laudo da Justiça Federal também comprovar a aptidão, a empresa não aceitou seu retorno ao trabalho, sob a alegação de que ele se encontrava inapto (fl. 17). (...) Vale ressaltar, ainda, que quem não concordou com a conclusão do INSS, que de alguma forma lhe impunha aceitar o reclamante de volta ao trabalho, foi a empresa e não o empregado. Sendo assim, cabia a ela recorrer da decisão junto ao INSS, o que não fez, preferindo o caminho mais cômodo, ou seja, deixar que o reclamante, sem qualquer apoio, recorresse às vias administrativa e judicial à procura de solução para o seu caso. (...) Por um lado, se a empresa não está obrigada a aceitar empregado doente em seus quadros, por outro não é correto e jurídico que o empregado, considerado apto e que já não mais recebe o benefício previdenciário, não aufira os salários correspondentes, principalmente quando se apresenta reiteradamente ao labor, sem sucesso. Nesta ordem de ideias, não se pode imputar ao reclamante os prejuízos decorrentes de ato da empregadora, ainda que a título de protegê-lo, cabendo a ela a responsabilidade pelas consequências de seus atos, principalmente no caso em apreço, em que o empregado se apresenta ao trabalho por diversas vezes, acatando o resultado da perícia previdenciária". (00595-2009-090-03-00-9)

EMENTA: "INDENIZAÇÃO POR DANOS MORAIS. A reclamada agiu abusivamente ao impedir o retorno do reclamante ao trabalho após a alta médica, caracterizando-se tal procedimento como ato ilícito, que enseja a reparação pretendida. A configuração do dano moral na hipótese é inequívoca, como consequência da condição imposta ao autor de permanecer ocioso sem exercer as suas atividades, sendo patentes o constrangimento e a angústia sofridos pelo reclamante". (RO 001064-87.2010.5.03.0098)

EMENTA: "ALTA PREVIDENCIÁRIA. RETORNO DO EMPREGADO. RECUSA DO EMPREGADOR. EFEITOS DO CONTRATO DE TRABALHO. Se o empregador mantém em vigor o contrato de trabalho da empregada, mesmo após o INSS e a Justiça Federal terem indeferido o restabelecimento do benefício previdenciário, ao fundamento de existência de capacidade laborativa, ele deve arcar com todos os efeitos pecuniários da ausência de suspensão do contrato de trabalho, mesmo não tendo havido prestação de serviço". (ED 0000475-44.2011.5.03.0136)

TRECHO DA DECISÃO: "Portanto, não há dúvida de que a recorrente foi sim impedida de retornar ao trabalho após a alta do INSS, por ter sido considerada inapta pelo setor médico da empregadora para reassumir as mesmas atividades desempenhadas antes do afastamento. Ocorre que diante da divergência entre a conclusão da perícia do INSS e o médico da empresa, cabia a esta diligenciar junto à autarquia para a solução do impasse, não podendo simplesmente recusar o retorno da empregada, que, de resto, nada recebeu de salário ou de benefício previdenciário, vendo-se privada do principal meio de sobrevivência, circunstância que inegavelmente viola as garantias concernentes à dignidade da pessoa humana e do valor social do trabalho, inscritas nos incisos III e IV do art. 1º da CR. Por outro lado, não se pode olvidar que a concessão de auxílio-doença implica a suspensão do contrato de trabalho a partir do 16º dia do afastamento, retomando o seu curso normal a partir da concessão de alta médica pelo órgão previdenciário, daí a responsabilidade do empregador pelo adimplemento dos direitos pecuniários enquanto o empregado não estiver percebendo benefício da autarquia". (RO 00699-2010-108-03-00-0)

TRECHO DA DECISÃO: "Sem o amparo, quer dos salários, quer do benefício previdenciário, o Reclamante, em 21.5.2010, conforme consta da inicial do writ (fl. 3), compareceu ao serviço médico da Empresa, oportunidade em que foi confeccionado o Atestado de Saúde Ocupacional — ASO (fl. 68), declarando-o inapto para executar a função de supervisor administrativo. Isso é o que basta para sustentar a legalidade da decisão impugnada. É dizer: a cessação de benefício previdenciário, em virtude de recuperação da capacidade laboral, afasta a suspensão do contrato de trabalho, impondo o imediato retorno do trabalhador ao emprego. Portanto, constatada a aptidão para o trabalho, compete ao empregador, enquanto responsável pelo risco da atividade empresarial (CLT, art. 2º), receber o trabalhador, ofertando-lhe o exercício das funções antes executadas ou, ainda, de atividades compatíveis com as limitações adquiridas. Do contrário, estar-se-ia dissipando o valor social do trabalho e a dignidade da pessoa humana (CF, art. 1º, III e IV), pois o empregado, já sem a percepção de benefício previdenciário, ficaria, agora, ante a tentativa da empresa de obstar o seu retorno ao serviço, sem a possibilidade de auferir salários, o que, na verdade, revela o descaso do empregador, bem como a sua intenção de evitar a assunção das irrefutáveis obrigações decorrentes do curso regular do contrato". (RO 33-65.2011.5.15.0000)

EMENTA: "AFASTAMENTO PREVIDENCIÁRIO — RETORNO AO LABOR — DIVERGÊNCIA DE CONCLUSÕES MÉDICAS — INSS CONSIDERA O TRABALHADOR APTO — MÉDICO DA EMPRESA O CONSIDERA INAPTO — INDENIZAÇÕES DEVIDAS — A reiterada negativa da empresa em obedecer à conclusão da perícia previdenciária configura abuso de direito do empregador; mostra-se não só arbitrária, como antiética e contrária aos parâmetros sociais; revela que a empresa tenta, a todo custo, imputar ao autor toda sorte e toda dor pelo indeferimento do benefício previdenciário, sendo que é do empregador o risco da atividade, conforme o disposto no art. 2º da CLT. Ora, a reclamada não podia deixar o empregado desamparado, por tanto tempo, sem receber nem os salários da empresa nem o benefício do INSS. Neste contexto, impõe-se à reclamada a obrigação de pagar salários do período em que o reclamante foi considerado, pelo INSS, apto para retomar suas atividades, mas foi impedido, pelo empregador, de retornar ao labor". (RO 01420-2011-089-03-00-3)

TRECHO DA DECISÃO: "Demonstrada a tentativa obreira de retornar ao trabalho — tanto que se submeteu ao exame médico com esse propósito — e atestada a sua capacidade pelo órgão administrativo competente, cuja conclusão prevalece por ser dotada de fé pública e por não ser o caso de se discutir, na presente lide, se houve ou não equívoco na decisão do INSS, cabia à ré, no mínimo, readaptar o autor em função compatível com as suas condições de saúde, e não simplesmente negar-lhe o direito de retornar ao trabalho. Todavia, tal providência não foi tomada pela empresa. Registra-se que, como o demandante permaneceu à disposição da demandada e que partiu desta a iniciativa de obstar o retorno ao emprego, o salário do empregado não pode ficar a descoberto". (RO 00252-2012-076-03-00-3)

EMENTA: "DANO MORAL. APTIDÃO LABORAL DECLARADA PELA PREVIDÊNCIA SOCIAL. NEGATIVA INJUSTIFICADA DE RETORNO DO EMPREGADO AO TRABALHO. A conduta ilícita patronal de não permitir o retorno do reclamante ao trabalho, ou mesmo de readaptá-lo em atividades compatíveis com sua condição de saúde, deixando-o sem percepção de salários, ciente ainda da negativa da Previdência Social em conceder-lhe benefício previdenciário (por entendê-lo apto para o trabalho), demonstra-se abusiva, ferindo parâmetros éticos e sociais. Ademais, tal conduta ilegal, denota o intuito patronal de eximir-se dos ônus devidos perante o obreiro, olvidando-se de que o risco da atividade econômica pertence ao empregador (art. 2º, CLT). Restou, assim configurada, ofensa aos direitos personalíssimos do obreiro, gerando o dever de reparar o dano (arts. 186, 187, 927 e 944 do Código Civil e arts. 5º, V e X, da Carta Magna), mormente, considerando os princípios constitucionais da dignidade da pessoa humana e do valor social do trabalho, eriçados a fundamentos da República Federativa do Brasil, bem como que, a ordem social é fundada no primado do trabalho (arts. 1º, III e IV, e 193 da CRFB/88)". (90.2010.5.03.0074-RO)

EMENTA: Alta do INSS. Retorno ao trabalho. Recusa do empregador em considerar o empregado apto ao exercício da função. Responsabilidade do empregador pelo pagamento dos salários referentes ao interregno em que ficou o obreiro sem receber benefícios previdenciários ou remuneração. (AIRR 95000-49.2010.5.17.0011)

TRECHO DO ACÓRDÃO: "Incontroverso que foi negado ao obreiro o trabalho, impondo-lhe a inação e o prejuízo salarial. Jamais poderia o empregador simplesmente constatar a inaptidão o empregado e mandá-lo para casa, mormente sabendo que este já recebera do INSS o diagnóstico de apto. Ao adotar tal comportamento o empregador deixa obreiro entregue à sua própria sorte. Mas, não é só isso, mesmo quando o acolheu, nenhuma medida tomou para readaptá-lo impondo-lhe inação compulsória. O perito do juízo censura o comportamento do médico do trabalho da empresa. A defesa que a recorrente faz do seu médico não deve prosperar, pois calcada na lógica do corporativismo, que não raro é o responsável por lamentáveis violações éticas. Induvidoso que houve inércia do médico da empresa que simplesmente discordou do laudo do INSS, mas não tomou nenhuma providência para proteger a saúde do trabalhador, seja acolhendo-o em outra função, seja oferecendo um laudo, ou acompanhamento, ou qualquer outra medida que considerasse cabível para solver a questão do empregado, tudo, menos simplesmente cruzar os braços e abandoná-lo ao seu destino. A obrigação de indenizar, no caso em tela, mostra-se evidente, pois restaram caracterizados, de forma clara e irretorquível, os elementos componentes da responsabilidade civil, ou seja, uma ação ou omissão; a culpa imputável ao agente causador do dano; o dano em si e o nexo de causalidade, entre a ação ou omissão e o dano, tudo isso em estrita consonância com o disposto no art. 186 do Código Civil. Paulo Roberto de Castro — Desembargador Relator. (AIRR 0000095-42.2012.5.03.0053)

EMENTA: CESSAÇÃO DO BENEFÍCIO PREVIDENCIÁRIO. EMPREGADA CONSIDERADA INAPTA PARA O TRABALHO PELO SERVIÇO MÉDICO EMPRESARIAL. CONTRATO DE TRABALHO EM VIGOR. Se a reclamada manteve em vigor o contrato de trabalho da reclamante, impedindo, porém, a empregada de trabalhar, mesmo após a cessação do benefício previdenciário, ao fundamento de existência de incapacidade laborativa, deve arcar com todos os efeitos pecuniários decorrentes da suspensão contratual, ainda que não tenha havido prestação de serviço. (Processo n. 00245-2013-038-03-00-6-RO) (Obs.: o órgão julgador afirmou no corpo deste acórdão: "Nestes termos, há que prevalecer a perícia médica realizada pelo INSS, que concluiu pela aptidão da trabalhadora, ainda que contrário ao constatado pelo serviço médico empresarial").

Portanto, além da devida documentação em prontuário médico, sugerimos que esse ASO de aptidão vá acompanhado de um documento que apresente a seguinte redação:

"O trabalhador ____ ____, RG ____________________, teve a solicitação ou pedido de prorrogação (PP) indeferido e/ou término de seu auxílio-doença em ____/____/______. Diante do exposto, com fulcro no art. 482, alíneas "e" e "i" da CLT, combinado com Súmulas ns. 15 e 32 do TST, e nas Leis ns. 11.907/2009 (art. 30, inciso I), 8.213/1991 (art. 60, § 5º, inciso I), 605/1949 (art. 6º, § 2º), sem outra alternativa de conduta, me submeto à decisão do INSS, e o qualifico como apto para retorno ao trabalho, podendo este exercer as atividades previstas na sua profissiografia e de forma adaptada, observando todas as recomendações abaixo, que também foram expressas verbalmente ao trabalhador (em obediência ao art. 12 da Resolução CFM n. 1.931/2009), e disponibilizadas aos responsáveis pelo seu setor de trabalho (posto de trabalho), enquanto se aguarda resposta ao pedido de recurso/nova perícia/decisão judicial.

Recomendações: ____."

Percebam: o propósito dessa conduta não é expor o empregado a algum risco de adoecimento/agravamento/acidente. Não! Pelo contrário. Quando elencamos todas as "recomendações" (que muitos médicos preferem caracterizar com o uso do termo "restrições"), estamos deixando clara a nossa intenção de preservar a integridade do trabalhador, sem, contudo, percorrer trilhas de elevada insegurança jurídica. No entanto, sabemos que, na prática, muitas vezes, as "recomendações" solicitadas praticamente se equivalerão à própria inaptidão desse empregado. Por isso, a partir de então, o bom-senso e a boa habilidade de diálogo do Médico do Trabalho junto ao empregado, ao empregador e ao INSS é que definirão a melhor conduta a ser tomada, sempre visando ao bem maior: a preservação da dignidade, e da saúde do trabalhador (princípio da dignidade da pessoa humana, consagrado pelo art. 1º, inciso III, da Constituição Federal de 1988).

Sugerimos então, algumas possíveis condutas:

1) quanto ao INSS: caso haja possibilidade de aproximação com o serviço de perícias médicas do INSS no sentido de viabilizar uma solução para o caso, o Médico do Trabalho deverá fazê-lo;

2) quanto ao empregador: nosso entendimento está firmado no sentido de que o empregador precisa entender toda essa problemática, com todos os seus fundamentos legais, e também as prováveis repercussões em casos de processos judiciais futuros. Assim, o ideal, é que haja um posto de trabalho inócuo (não nocivo) à saúde do trabalhador, e que o empregado atue por lá enquanto não estiver no pleno de sua capacidade laboral (do ponto de vista do Médico do Trabalho). Isso não deve ser confundido com o cha-

mado "desvio de função", comumente usado para fins de pagamentos de menores salários. No caso em questão, o motivo da mudança da atividade laboral se justifica pela preservação da dignidade do empregado, uma garantia constitucional. A manutenção do empregado na mesma função (caso haja possibilidade de agravamento da doença/acidentes) deve ser fortemente contraindicada. Além dos riscos indesejáveis ao trabalhador, caso haja algum dano, o próprio empregador poderá ser penalizado com fulcro nos arts. 129 e 132 do Código Penal, e 927 do Código Civil. Dessa forma, não havendo algum ambiente inócuo em que se possa acomodar o empregado durante sua completa convalescença, até mesmo a permanência do empregado em sua própria residência, sem o desconto no respectivo salário (situação em que a falta será considerada justificada, conforme art. 131 da CLT) deverá ser considerada pelo empregador.

Na vigência do impasse entre Médico Perito do INSS e Médico do Trabalho, a empresa poderá dispensar esse empregado?

Sendo considerado "capaz" pelo Médico Perito do INSS, a dispensa do empregado (rescisão do contrato de trabalho, sem justa causa), em tese, está permitida por lei. Lembremos que, de forma submissa ao INSS, o Médico do Trabalho terá de considerá-lo "apto" para retorno ao trabalho. Desta forma, o empregado também estaria "apto" num eventual exame demissional que fizesse, uma vez que, para o Médico do Trabalho, entendemos que os critérios clínicos dessas avaliações (exames admissional, periódico, demissional, retorno ao trabalho, e mudança de função) devem ser exatamente os mesmos, sob pena de haver condutas discriminatórias, com "pesos e medidas diferentes" para os exames realizados (no caso em análise, para os exames de retorno ao trabalho e demissional). Com esse raciocínio, vieram os seguintes julgados:

> *EMENTA: "INCERTEZA QUANTO À APTIDÃO DO RECLAMANTE PARA O TRABALHO. AFASTAMENTO. SALÁRIOS. INDENIZAÇÃO POR DANOS MORAIS. PRINCÍPIO DA FUNÇÃO SOCIAL. Se o empregador discorda da decisão do INSS que considerou seu empregado apto para o trabalho deve impugná-la de algum modo, ou, até mesmo, romper o vínculo, jamais deixar o seu contrato de trabalho no limbo, sem definição. Como, no caso em exame, a reclamada somente veio a despedir o reclamante um ano e nove meses após, incorreu em culpa, ensejando o pagamento de indenização por danos morais, bem assim dos salários devidos no respectivo período. Isso porque nos casos em que o empregado não apresenta aptidão para o trabalho e o INSS se recusa a conceder-lhe o benefício previdenciário, incidem os princípios da função social da empresa e do contrato, da solidariedade social e da justiça social, que asseguram o pagamento dos salários, ainda que não tenha havido prestação de serviço". (RO 0000565-04.2010.5.05.0016).*

> *EMENTA: "O empregador que impede o retorno ao trabalho de empregado reabilitado pela Previdência Social e também não promove a rescisão contratual, reencaminhando o empregado, de forma inútil aos cofres previdenciários, responde pelo pagamento dos salários relativos a período ocorrente entre a alta médica e efetivo retorno ao trabalho ou efetiva rescisão, pois o tempo em questão é considerado como tempo dispendido à disposição do empregador". (RO 0262400-22.2010.5.02.0362)*

EMENTA: SALÁRIO SEM TRABALHO. DIVERGÊNCIA ENTRE PERÍCIA DO INSS E DO MÉDICO DO TRABALHO DA EMPRESA. REPARAÇÃO DEVIDA PELA EMPRESA. Constatada a divergência entre pareceres médicos advindos da empresa e da autarquia previdenciária, cabe à empregadora, e não ao empregado, buscar a solução para o impasse. Isso porque não se pode admitir que o reclamante fique impedido de trabalhar, sem receber salários e sem a percepção de benefício previdenciário. Devidos, pois, os salários do respectivo período de afastamento, ante a atrativa responsabilidade da empresa. (0001503-82.2013.5.03.0134 RO)

Convém-nos lembrar que, mesmo entre os juízes, existem olhares diferentes sobre essa mesma questão. Minoritariamente (conforme nossa pesquisa), alguns magistrados se expressam de outra forma. Vejamos:

EMENTA: "AUXÍLIO-DOENÇA. PEDIDO DE RECONSIDERAÇÃO. REINTEGRAÇÃO. NÃO OBRIGATORIEDADE. No período de tempo em que o trabalhador solicita reconsideração quanto ao pedido de auxílio-doença, o contrato de trabalho permanece suspenso, nessa toada, irrelevante o fato da empresa saber ou não da alta médica, vez que não poderá ser o trabalhador dispensado, tampouco há obrigatoriedade de pagamento do referido período". (TRT-SP RO 00436.2009.261.02.00-0)

EMENTA: DIREITO DO TRABALHO. TRABALHADOR CONSIDERADO INAPTO EM ASO. INEXIGÊNCIA DAS OBRIGAÇÕES DE DAR TRABALHO E PAGAR SALÁRIOS. É indevido o pagamento de salários quando o empregador nega trabalho a obreiro reputado inapto para o exercício de suas funções em Atestado de Saúde Ocupacional, máxime quando o próprio empregado assim também se considera, ajuizando ação postulando a concessão do benefício acidentário. (0001428-74.2012.5.01.0056)

O próprio manual de "Assistência e Homologação de Rescisão de Contrato de Trabalho" (MTE, 2010) advoga que "o ASO que contiver a expressão ´apto com restrições´ equipara-se a ´inapto´, por falta de previsão jurídica daquela condição atestada". Discordamos.

Enfim, mesmo com o entendimento da possibilidade legal da dispensa arbitrária (sem justa causa) desse empregado pelo empregador, entendemos que tal conduta deva ser muito bem pensada e refletida antes de realizada. Há exemplos de empregados dispensados que, mesmo estando "aptos" pelo Médico Perito do INSS, e pelo Médico do Trabalho no exame demissional, alegaram judicialmente que não poderiam ter sido desligados da empresa naquele momento por questões relacionadas à saúde (uma vez que tal conduta configuraria discriminação e afronta ao princípio da dignidade da pessoa humana consagrado pelo art. 1º, inciso III da Constituição Federal de 1988) e obtiveram indenizações favoráveis.

Além disso, a Súmula n. 443 do TST (editada em setembro de 2012) se apresenta da seguinte forma:

DISPENSA DISCRIMINATÓRIA. PRESUNÇÃO. EMPREGADO PORTADOR DE DOENÇA GRAVE. ESTIGMA OU PRECONCEITO. DIREITO À REINTEGRAÇÃO. Presume-se discriminatória a despedida de empregado portador do vírus HIV ou de outra doença grave que suscite estigma ou preconceito. Inválido o ato, o empregado tem direito à reintegração no emprego.

Vale lembrar que a Justiça do Trabalho considera o empregado como a parte hipossuficiente na relação de trabalho, o que demanda uma série de precauções a serem tomadas pelo empregador na construção de sua própria segurança jurídica.

Inequivocamente, para explorarmos as situações mais dramáticas do nosso cotidiano, na situação exposta ao longo de todo este texto, praticamente desconsideramos as possibilidades de sucesso dos pedidos de recurso junto ao INSS, e até mesmo das sentenças favoráveis ao empregado em ações judiciais instauradas.

Concluindo: legalmente, com relação à aptidão laboral, a decisão do Médico Perito do INSS deve prevalecer sobre a decisão do Médico do Trabalho, por mais polêmico que isso seja. No entanto, o assunto extrapola as balizas legais, fazendo com que o Médico do Trabalho assuma uma posição de destaque na conciliação de todos os atores envolvidos: empregado, empregador e INSS. Oportuno ratificar que a submissão legal do Médico do Trabalho jamais pode ser confundida com negligência médica. Isto é, o fato de o Médico do Trabalho ter de acatar (mesmo não concordando) a decisão do Médico Perito do INSS, por obediência legal, não o afasta do cuidado com o trabalhador em nenhuma hipótese.

2. REFERÊNCIAS BIBLIOGRÁFICAS

BRASIL. *Código Penal.* Organização do texto: Anne Joyce Angher. 20. ed. São Paulo: Rideel, 2015. (Série *Vade Mecum*)

BRASIL. *Código Civil.* Organização do texto: Anne Joyce Angher. 20. ed. São Paulo: Rideel, 2015. (Série *Vade Mecum*)

BRASIL. *Constituição* (1988). Constituição da República Federativa do Brasil: promulgada em 5 de outubro de 1988. Organização do texto: Juarez de Oliveira. 4. ed. São Paulo: Saraiva, 1990. (Série Legislação Brasileira).

BRASIL. Lei n. 605, de 5 de janeiro de 1949. Dispõe sobre o repouso semanal remunerado e o pagamento de salário nos dias feriados civis e religiosos. Organização do texto: Anne Joyce Angher. 20. ed. São Paulo: Rideel, 2015. (Série *Vade Mecum*)

BRASIL. Lei n. 5.584, de 26 de junho de 1970. Dispõe sobre normas de Direito Processual do Trabalho, altera dispositivos da Consolidação das Leis do Trabalho, disciplina a concessão e prestação de assistência judiciária na Justiça do Trabalho e dá outras providências. Organização do texto: Anne Joyce Angher. 20. ed. São Paulo: Rideel, 2015. (Série *Vade Mecum*)

BRASIL. Lei n. 8.213, de 24 de julho de 1991. Dispõe sobre os Planos de Benefício da Previdência Social e dá outras providências. Organização do texto: Anne Joyce Angher. 20. ed. São Paulo: Rideel, 2015. (Série *Vade Mecum*)

BRASIL. Norma Regulamentadora n. 7, de 06 de julho de 1978. Diário Oficial [da] República Federativa do Brasil, Poder Executivo, Brasília, DF, 6 jul. 1978.

BRASIL. Portaria MTE n. 24/1994, de 29 de dezembro de 1994. Aprova nova redação da Norma Regulamentadora n. 7. Diário Oficial [da] República Federativa do Brasil, Poder Executivo, Brasília, DF, 30 dez. 1994.

BRASIL. *Resolução CFM N. 1.931/2009*, de 17 de setembro de 2009. Aprova o Código de Ética Médica. *Diário Oficial [da] República Federativa do Brasil*, Poder Executivo, Brasília, DF, 24 set. 2009. Seção 1, p. 90.

BRASIL. Súmula TST n. 15. A justificação da ausência do empregado motivada por doença, para a percepção do salário-enfermidade e da remuneração do repouso semanal, deve observar a ordem preferencial dos atestados médicos estabelecida em lei. Organização do texto: Anne Joyce Angher. 20. ed. São Paulo: Rideel, 2015. (Série *Vade Mecum*)

BRASIL. Súmula TST n. 32. Presume-se o abandono de emprego se o trabalhador não retornar ao serviço no prazo de 30 (trinta) dias após a cessação do benefício previdenciário nem justificar o motivo de não o fazer. Organização do texto: Anne Joyce Angher. 20. ed. São Paulo: Rideel, 2015. (Série *Vade Mecum*)

MENDANHA, M. H. *Medicina do trabalho e perícias médicas*: aspectos práticos (e polêmicos). 4. ed. São Paulo: LTr, 2015.

Capítulo 9

Burn-out x *depressão:* o burn-out *é um vinho velho em uma nova garrafa?*

Pedro Shiozawa

1. ASPECTOS GERAIS

No decorrer do livro já discutimos de modo mais detalhado a gênese multifatorial do *burn-out*. Vale relembrar, no entanto, que conforme já pontuaram Leiter e Robichaud, o desgaste emocional e físico no ambiente de trabalho é tão mais frequente quanto maior for o desencontro entre o tipo de trabalho ou tarefa a ser realizada e as características do indivíduo. Isto é, a etiopatogenia da síndrome de *burn-out* repousa sobre o desbalanço entre a demanda do meio e a vulnerabilidade individual (determinada por características intrínsecas), resultando em um estado de esgotamento físico e mental, cuja causa está intimamente ligada à vida profissional.

Em contraste com o *burn-out*, o transtorno depressivo maior (TDM) é classificado como um transtorno mental (APA) que acomete entre 10-20% da população, sendo uma das doenças psiquiátricas mais frequentes na prática clínica (Kessler *et al.*, 2003). O TDM, conforme já discutido em capítulo específico, é caracterizado por um período distinto e duradouro de humor depressivo, anedonia, alteração do sono, apetite, sentimentos de culpa e dificuldade para as atividades da rotina e trabalho. Mas, afinal de contas, por que o síndrome de *burn-out* não é reconhecida como uma doença mental nos sistemas de classificação internacionais? Seriam *burn-out* e depressão um mesmo transtorno?

O que pode ser compreendido como uma mera discussão conceitual é, na verdade, um tema fundamental no que tange a estratégias adequadas de tratamento e prognóstico (Ahola *et al.*). Na prática clínica diária, o *burn-out* ou é tratado dentro da perspectiva das terapêuticas disponíveis para o tratamento de depressão ou não é tratado de maneira alguma (Kakiashvili *et al.*).

> Na prática clínica diária, o *burn-out* ou é tratado dentro da perspectiva das terapêuticas disponíveis para o tratamento de depressão ou não é tratado de maneira alguma.

2. O *CONTINUUM BURN-OUT* E DEPRESSÃO

Tanto pacientes com *burn-out* quanto aqueles com depressão podem apresentar sintomas em comum como anedonia, queda da produtividade e mesmo dificuldades cognitivas. Diferentes autores chamam a atenção para uma grande sobreposição de sintomas entre o *burn-out* e a depressão. Em estudo recente (Schonfeld e Bianchi) os autores chegam a salientar que o *burn-out* parece ocorrer dentro do espectro da depressão, dada a sobreposição de sintomas entre esses dois fenômenos. No entanto, à luz das evidências e discussões atuais, *burn-out* e depressão são progressivamente separados enquanto fenômenos patológicos apesar de compartilharem características qualitativas comuns, especialmente nas formas graves de *burn-out*. De fato, os sintomas do *burn-out* estão relacionados ao contexto do trabalho, enquanto a depressão acontece de modo mais abrangente em diferentes áreas do funcionamento (Iacovides *et al.*) (Maslach e Leiter).

Em um estudo (Ahola *et al.*) bastante interessante, pesquisadores avaliaram 3276 funcionários com idades entre 30 e 64 anos com ênfase na avaliação de *burn-out*. Dentre os trabalhadores que apresentavam de fato *burn-out* e com escores de maior gravidade clínica, verificou-se que apenas 53% também preenchiam critérios diagnósticos para depressão. Os autores sugeriram que *burn-out* e depressão devam ser vistos dentro de um mesmo *continuum* de gravidade, variando desde uma fase adaptativa inicial a um evento estressor até o quadro clínico marcado por disfunções cerebrais em circuitarias específicas.

> Burn-out e depressão devem ser vistos dentro de um mesmo *continuum* de gravidade, variando desde uma fase adaptativa inicial a um evento estressor até o quadro clínico marcado por disfunções cerebrais em circuitarias específicas.

3. ASPECTOS BIOLÓGICOS

Esforços repetidos no campo da pesquisa clínica têm sido feitos para avaliação de possíveis biomarcadores capazes de aproximar os mecanismos biológicos subjacentes à depressão e ao *burn-out*. Esses estudos têm dado ênfase tanto a neurotrofinas quanto à questão da volumetria e funcionamento cerebrais que discutiremos brevemente, a seguir.

Primeiramente, em relação à participação das neurotrofinas, recentemente novas pesquisas revelaram que a redução de fatores de crescimento, principalmente o BDNF (fator neurotrófico derivado do cérebro, do inglês *brain-derived neurothophic factor*) pode estar envolvido na gênese da depressão. Na verdade, a redução dos níveis de BDNF em pacientes deprimidos está associada com a gravidade da depressão (Drzyzga *et al.*).

Diferentemente do observado para a depressão, a associação entre BDNF e *burn-out* não está inequivocamente estabelecida até a presente data, havendo resultados conflitantes em diferentes estudos (Terracciano *et al.*) (Okuno *et al.*).

Outros autores têm ainda focado seus esforços em estudos na investigação de anormalidades estruturais do córtex. Sabidamente, há forte correlação entre depressão e anormalidades hipocampais e em outras regiões relacionadas ao processamento emocional e resposta ao estresse (Koolschijn *et al.*, 2009). Mais ainda, já demonstrou-se que quanto maior a duração (Macqueen *et al.*) e gravidade (Frodl *et al.*, 2008) do episódio depressivo, menor o volume hipocampal. Em contrapartida em relação ao *burn-out* não foram encontradas alterações morfológicas no hipocampo {Lupien}.

Dessa maneira, postula-se que na depressão as alterações de BDNF e a redução do volume hipocampal se relacionam com a supressão da neurogênese e do aumento da apoptose {Dygalo}, o mesmo não foi verificado para pacientes com *burn-out*.

Por fim, evidências de estudos funcionais chamam a atenção para uma questão fundamental no que diz respeito à diferenciação entre *burn-out* e depressão: diferenças no padrão de atividade cortical em cada uma dessas síndromes.

O córtex pré-frontal dorsolateral (CPFDL) tem sido apontado como importante sítio de disfunção em quadros depressivos: hipoatividade do CPDFL esquerdo e hiperatividade do CPFDL direito. George e colegas {George, 1994}, em um artigo de revisão, correlataram a disfunção do córtex pré-frontal esquerdo com depressão maior. Estudando imagens anatômicas do cérebro e neuroimagem funcional também encontraram relações importantes entre anormalidades no lobo pré-frontal tanto em depressão primária quanto em depressão secundária {Coffey} {Bench}.

Por outro lado, estudos de neuroimagem funcional com pacientes com *burn-out* correlacionaram a gravidade do *burn-out* com um aumento da atividade neuronal particularmente na região rostral do giro frontal superior, córtex parietal posterior e estriado, regiões intimamente relacionadas com o planejamento, memória e função executiva.

Exposto o acima, podemos hipotetizar que, as disfunções corticais subjacentes ao quadro depressivo estão relacionadas às disfunções fenotípicas e comportamentais observadas na prática clínica. No caso do *burn-out*, as modificações da atividade cerebral parecem corresponder a uma fase anterior ainda que nitidamente próxima ao processo disfuncional e desadaptativo. No campo no qual se instala o *burn-out*, há o estabelecimento de maior mobilização de circuitarias cerebrais na tentativa de modular estressores, i. e, haveria ainda uma tentativa endógena de superar o evento agressor mediante estratégias cognitivas garantidas pelo próprio cérebro, sem que ainda houvesse se instalado disfunções maiores como as encontradas na depressão.

No *burn-out* haveria ainda uma tentativa endógena de superar o evento agressor sem que ainda houvesse se instalado disfunções maiores como as encontradas na depressão.

4. CONCLUSÃO

Dessa maneira, apesar de partilharem pontos em comum, depressão e *burn-out* podem ser compreendidos como processos distintos, sobretudo por mobilizarem estratégias de tratamento e prognósticos distintos. Ao percebermos que *burn-out* e depressão são mais díspares em suas diferenças do que próximos em suas semelhanças, podemos garantir um olhar mais cauteloso para os processos subjacentes de modo a otimizarmos a abordagem terapêutica, garantindo melhores resultados clínicos e minimizando o sofrimento dos pacientes em nossa rotina profissional.

5. REFERÊNCIAS BIBLIOGRÁFICAS

AHOLA, K. *et al.* The relationship between job-related *burn-out* and depressive disorders--results from the Finnish Health 2000 Study. *J Affect Disord*, v. 88, n. 1, p. 55-62, Sep 2005. ISSN 0165-0327 (Print).

APA. Diagnostic and Statistic Manual of Mental Disorders. IV-TR. American Psychiatric Association, 2000.

BARATTA, M. V.; MAIER, S. F. New tools for understanding coping and resilience. *Neurosci Lett*, Sep 27 2017. ISSN 0304-3940.

BAXTER, L. R., JR. *et al.* Cerebral metabolic rates for glucose in mood disorders. Studies with positron emission tomography and fluorodeoxyglucose F 18. *Arch Gen Psychiatry,* v. 42, n. 5, p. 441-7, May 1985. ISSN 0003-990X (Print).

BENCH, C. J.; FRACKOWIAK, R. S.; DOLAN, R. J. Changes in regional cerebral blood flow on recovery from depression. *Psychol Med,* v. 25, n. 2, p. 247-61, Mar 1995. ISSN 0033-2917 (Print).

BORSBOOM, D. A network theory of mental disorders. *World Psychiatry,* v. 16, n. 1, p. 5-13, Feb 2017. ISSN 1723-8617 (Print).

BROWN, C. A.; SCHELL, J.; PASHNIAK, L. M. Occupational therapists' experience of workplace fatigue: Issues and action. *Work*, v. 57, n. 4, p. 517-527, 2017. ISSN 1051-9815.

COFFEY, C. E. The role of structural brain imaging in ECT. *Psychopharmacol Bull,* v. 30, n. 3, p. 477-83, 1994. ISSN 0048-5764 (Print).

CRISAFULLI, C. *et al.* Pharmacogenetics of antidepressants. *Frontiers in pharmacology*, v. 2, p. 6, 2011. ISSN 1663-9812 (Electronic). Disponível em: <http://www.ncbi.nlm.nih.gov/pubmed/21687501>.

DANHOF-PONT, M. B.; VAN VEEN, T.; ZITMAN, F. G. Biomarkers in *burn-out*: a systematic review. *J Psychosom Res,* v. 70, n. 6, p. 505-24, Jun 2011. ISSN 0022-3999.

DEMEROUTI, E. Strategies used by individuals to prevent *burn-out*. *Eur J Clin Invest,* v. 45, n. 10, p. 1106-12, Oct 2015. ISSN 0014-2972.

DRZYZGA, L. R.; MARCINOWSKA, A.; OBUCHOWICZ, E. Antiapoptotic and neurotrophic effects of antidepressants: a review of clinical and experimental studies. *Brain Res Bull,* v. 79, n. 5, p. 248-57, Jun 30 2009. ISSN 0361-9230.

FOLKMAN, S. Personal control and stress and coping processes: a theoretical analysis. *J Pers Soc Psychol,* v. 46, n. 4, p. 839-52, Apr 1984. ISSN 0022-3514 (Print).

FRASURE-SMITH, N. *et al.* Depression and health-care costs during the first year following myocardial infarction. J Psychosom Res, v. 48, n. 4-5, p. 471-8, Apr-May 2000. ISSN 0022-3999 (Print).

FRODL, T.; MOLLER, H. J.; MEISENZAHL, E. Neuroimaging genetics: new perspectives in research on major depression? Acta Psychiatr Scand, v. 118, n. 5, p. 363-72, Nov 2008. ISSN 1600-0447 (Electronic) 0001-690X (Linking). Disponível em: <http://www.ncbi.nlm.nih.gov/entrez/query.fcgi?cmd=Retrieve&db=PubMed&dopt=Citation&list_uids=18644006>.

GEORGE, M. S. *et al.* A magnetic resonance imaging investigation into mood disorders in multiple sclerosis: a pilot study. *J Nerv Ment Dis,* v. 182, n. 7, p. 410-2, Jul 1994. ISSN 0022-3018 (Print).

IACOVIDES, A. *et al.* The relationship between job stress, *burn-out* and clinical depression. *J Affect Disord,* v. 75, n. 3, p. 209-21, Aug 2003. ISSN 0165-0327 (Print).

JEUNG, D. Y.; KIM, C.; CHANG, S. J. Emotional Labor and *Burn-out*: A Review of the Literature. *Yonsei Med J,* v. 59, n. 2, p. 187-193, Mar 2018. ISSN 0513-5796.

KAKIASHVILI, T.; LESZEK, J.; RUTKOWSKI, K. The medical perspective on *burn-out*. Int *J Occup Med Environ Health,* v. 26, n. 3, p. 401-12, Jun 2013. ISSN 1232-1087.

KENDLER, K. S. *et al.* Self-report psychiatric symptoms in twins and their nontwin relatives: are twins different? *Am J Med Genet,* v. 60, n. 6, p. 588-91, Dec 18 1995. ISSN 0148-7299 (Print) 0148-7299.

KESSLER, R. C. *et al.* The epidemiology of major depressive disorder: results from the National Comorbidity Survey Replication (NCS-R). *JAMA,* v. 289, n. 23, p. 3095-105, Jun 18 2003. ISSN 1538-3598 (Electronic). Disponível em: <http://www.ncbi.nlm.nih.gov/entrez/query.fcgi?cmd=Retrieve&db=PubMed&dopt=Citation&list_uids=12813115>.

KISSLING, W.; MENDEL, R.; FORSTL, H. [The burn-out syndrome: prevalence, symptoms, differential diagnosis and treatment]. *Dtsch Med Wochenschr,* v. 139, n. 50, p. 2587-96, Dec 2014. ISSN 0012-0472.

KOOLSCHIJN, P. C. *et al.* Brain volume abnormalities in major depressive disorder: a meta-analysis of magnetic resonance imaging studies. *Hum Brain Mapp*, v. 30, n. 11, p. 3719-35, Nov 2009. ISSN 1065-9471.

KULAR, L.; KULAR, S. Epigenetics applied to psychiatry: Clinical opportunities and future challenges. *Psychiatry Clin Neurosci*, v. 72, n. 4, p. 195-211, Apr 2018. ISSN 1323-1316.

LEE, J. H.; KIM, H. Y. Symptom Distress and Coping in Young Korean Breast Cancer Survivors: The Mediating Effects of Social Support and Resilience. *J Korean Acad Nurs*, v. 48, n. 2, p. 241-253, Apr 2018. ISSN 2005-3673.

LEITER, M. P.; ROBICHAUD, L. Relationships of occupational hazards with *burn-out*: an assessment of measures and models. *J Occup Health Psychol*, v. 2, n. 1, p. 35-44, Jan 1997. ISSN 1076-8998 (Print).

LEVINSON, D. F. The genetics of depression: a review. Biol Psychiatry, v. 60, n. 2, p. 84-92, Jul 15 2006. ISSN 0006-3223 (Print). Disponível em: <http://www.ncbi.nlm.nih.gov/entrez/query.fcgi?cmd=Retrieve&db=PubMed&dopt=Citation&list_uids=16300747>.

LEWIS, L.; HOOFNAGLE, L. Treatment-resistant depression: the patient perspective. Biol Psychiatry, v. 53, n. 8, p. 635-9, Apr 15 2003. ISSN 0006-3223 (Print).

LISTON, C.; MCEWEN, B. S.; CASEY, B. J. Psychosocial stress reversibly disrupts prefrontal processing and attentional control. Proc Natl Acad Sci U S A, v. 106, n. 3, p. 912-7, jan. 20 2009. ISSN 0027-8424.

LUTHAR, S. S.; SAWYER, J. A.; BROWN, P. J. Conceptual issues in studies of resilience: past, present, and future research. Ann N Y Acad Sci, v. 1094, p. 105-15, Dec 2006. ISSN 0077-8923 (Print).

MACQUEEN, G. M. *et al.* Course of illness, hippocampal function, and hippocampal volume in major depression. *Proc Natl Acad Sci U S A*, v. 100, n. 3, p. 1387-92, Feb 4 2003. ISSN 0027-8424 (Print)

MALETIC, V. *et al.* Neurobiology of depression: an integrated view of key findings. *Int J Clin Pract*, v. 61, n. 12, p. 2030-40, Dec 2007. ISSN 1368-5031 (Print). Disponível em: <http://www.ncbi.nlm.nih.gov/entrez/query.fcgi?cmd=Retrieve&db=PubMed&dopt=Citation&list_uids=17944926>.

MANOLOPOULOS, V. G.; RAGIA, G.; ALEVIZOPOULOS, G. Pharmacokinetic interactions of selective serotonin reuptake inhibitors with other commonly prescribed drugs in the era of pharmacogenomics. *Drug Metabol Drug Interact*, v. 27, n. 1, p. 19-31, Feb 29 2012. ISSN 0792-5077 (Print).

MASLACH, C.; LEITER, M. P. Understanding the *burn-out* experience: recent research and its implications for psychiatry. *World Psychiatry*, v. 15, n. 2, p. 103-11, Jun 2016. ISSN 1723-8617 (Print).

MOLERO, P. *et al.* Antidepressant Efficacy and Tolerability of Ketamine and Esketamine: A Critical Review. *CNS Drugs*, May 7 2018. ISSN 1172-7047.

MOUSSAOUI, D. [Biochemistry of depression. Literature analysis]. *Encephale*, v. 4, n. 3, p. 193-222, 1978. ISSN 0013-7006 (Print).

OKUNO, K. *et al.* Relationships between stress, social adaptation, personality traits, brain-derived neurotrophic factor and 3-methoxy-4-hydroxyphenylglycol plasma concentrations in employees at a publishing company in Japan. *Psychiatry Res,* v. 186, n. 2-3, p. 326-32, Apr 30 2011. ISSN 0165-1781 (Print).

OVCHINNIKOV, Y. V.; PALCHENKOVA, M. V.; KALACHEV, O. V. [*Burn-out* syndrome: diagnosis, principles of treatment, prophylaxis]. *Voen Med Zh,* v. 336, n. 7, p. 17-24, jul. 2015. ISSN 0026-9050 (Print).

PARKER, G. *et al.* How long does it take for antidepressant therapies to act? *Aust N Z J Psychiatry,* v. 34, n. 1, p. 65-70, Feb 2000. ISSN 0004-8674 (Print).

PERRIS, C. A study of bipolar (manic-depressive) and unipolar recurrent depressive psychoses. Introduction. *Acta Psychiatr Scand Suppl,* v. 194, p. 9-14, 1966. ISSN 0065-1591 (Print).

ROY, M. A. *et al.* A twin study of generalized anxiety disorder and major depression. *Psychol Med,* v. 25, n. 5, p. 1037-49, Sep 1995. ISSN 0033-2917 (Print).

RUHE, H. G.; MASON, N. S.; SCHENE, A. H. Mood is indirectly related to serotonin, norepinephrine and dopamine levels in humans: a meta-analysis of monoamine depletion studies. *Mol Psychiatry,* v. 12, n. 4, p. 331-59, Apr 2007. ISSN 1359-4184 (Print). Disponível em: <http://www.ncbi.nlm.nih.gov/entrez/query.fcgi?cmd=Retrieve&db=PubMed&dopt=Citation&list_uids=17389902>.

RUOTSALAINEN, J. H. *et al.* Preventing occupational stress in healthcare workers. *Cochrane Database Syst Rev,* n. 12, p. Cd002892, Dec 8 2014. ISSN 1361-6137.

RUSH, A. J. *et al.* Acute and longer-term outcomes in depressed outpatients requiring one or several treatment steps: a STAR*D report. *Am J Psychiatry,* v. 163, n. 11, p. 1905-17, Nov 2006. ISSN 0002-953X (Print). Disponível em: <http://www.ncbi.nlm.nih.gov/entrez/query.fcgi?cmd=Retrieve&db=PubMed&dopt=Citation&list_uids=17074942>.

SANTARNECCHI, E. *et al.* Brain functional connectivity correlates of coping styles. *Cogn Affect Behav Neurosci,* Mar 23 2018. ISSN 1530-7026.

SCHONFELD, I. S.; BIANCHI, R. *Burn-out* and Depression: Two Entities or One? *J Clin Psychol,* v. 72, n. 1, p. 22-37, jan. 2016. ISSN 0021-9762.

SHIOZAWA, P. *et al.* Transcutaneous vagus and trigeminal nerve stimulation for neuropsychiatric disorders: a systematic review. *Arq Neuropsiquiatr,* v. 72, n. 7, p. 542-7, jul. 2014. ISSN 0004-282x. Disponível em: <http://www.scielo.br/scielo.php?script=sci_arttext&pid=S0004-282X2014000700542&lng=en&nrm=iso&tlng=en>.

STAHL, S. M. Stahl's Essential Psychopharmacology: neuroscientific basis and practical implications. Cambridge: Cambridge University Press, 2009.

TERRACCIANO, A. *et al.* Plasma BDNF concentration, Val66Met genetic variant and depression-related personality traits. *Genes Brain Behav,* v. 9, n. 5, p. 512-8, jul. 2010. ISSN 1601-183x.

TSANKOVA, N. *et al.* Epigenetic regulation in psychiatric disorders. *Nat Rev Neurosci,* v. 8, n. 5, p. 355-67, may 2007. ISSN 1471-003X (Print).

UCHIDA, S. *et al*. Epigenetic mechanisms of major depression: Targeting neuronal plasticity. *Psychiatry Clin Neurosci*, v. 72, n. 4, p. 212-227, Apr 2018. ISSN 1323-1316.

WOLTERS GREGORIO, G. *et al*. How Stable Is Coping in Patients with Neuropsychiatric Symptoms after Acquired Brain Injury? Changes in Coping Styles and Their Predictors in the Chronic Phase. *J Neurotrauma*, v. 33, n. 7, p. 696-704, Apr 1 2016. ISSN 0897-7151.

WONG, A. H.; VAN TOL, H. H. Schizophrenia: from phenomenology to neurobiology. *Neuroscience and biobehavioral reviews*, v. 27, n. 3, p. 269-306, may 2003. ISSN 0149-7634 (Print) 0149-7634 (Linking). Disponível em: <http://www.ncbi.nlm.nih.gov/pubmed/12788337>.

Capítulo 10

O bur-nout, o *assédio moral e suas diversas faces*

Marcos Henrique Mendanha

1. CONCEITOS E CARSCTERÍSTICAS DO ASSÉDIO MORAL

Como já abordado nessa obra, o assédio moral é tão mais capaz de desencadear transtornos mentais (o que inclui o *burn-out*), quanto menos resilientes forem os recursos adaptativos individuais e quanto maior for a predisposição genética para aquela doença em questão (Borsboom, 2017).

Para o psicólogo sueco, Heinz Leymann, pioneiro nas pesquisas do fenômeno, o assédio moral consiste em uma psicologia do terror, ou, simplesmente, psicoterror, manifestado no ambiente de trabalho por uma comunicação hostil e sem ética direcionada a um indivíduo ou mais. A vítima, como forma de defesa, reprime-se, desenvolvendo um perfil que somente facilita ao agressor a prática de outras formas de assédio moral. A alta frequência e a longa duração das condutas hostis acabam resultando em considerável sofrimento mental, psicossomático e social aos trabalhadores que são vítimas do assédio moral. (Leymann, 1990)

Já a pesquisadora Margarida Barreto traz como definição de assédio moral a exposição dos trabalhadores e trabalhadoras a situações humilhantes e constrangedoras, repetitivas e prolongadas durante a jornada de trabalho e no exercício de suas funções, sendo mais comuns em relações hierárquicas autoritárias e assimétricas, em que predominam condutas negativas, relações desumanas e aéticas de longa duração, de um ou mais chefes dirigida a um ou mais subordinado(s), desestabilizando a relação da vítima com o ambiente de trabalho e a organização, forçando-o a desistir do emprego. (Barreto, 2000)

Para Sônia Mascaro Nascimento, o assédio moral é uma conduta abusiva, de natureza psicológica, que atenta contra a dignidade psíquica, de forma repetitiva e prolongada, e que expõe o trabalhador a situações humilhantes e constrangedoras, capazes de causar ofensa à personalidade, à dignidade ou à integridade psíquica, e que tem por efeito excluir o empregado de sua função ou deteriorar o ambiente de trabalho. (Nascimento, 2011)

Assédio moral também pode ser definido como toda e qualquer conduta abusiva manifestando-se, sobretudo por comportamentos, palavras, atos, gestos, escritos que possam trazer dano à personalidade, à dignidade ou integridade física ou psíquica de uma pessoa, por em perigo seu emprego ou degradar o ambiente de trabalho. (Hirigoyen, 2000).

O assédio moral é o resultado do abuso de poder, da permissividade de agressões no local de trabalho e, também, da impunidade para atitudes dessa natureza, além de refletir o autoritarismo e a forte hierarquização das organizações atuais, bem como a influência da cultura nacional na sua forma de gerir as pessoas. (Aguiar, 2005)

Exemplos de práticas utilizadas pelos assediadores no ambiente de trabalho são: fragilizar o outro, ridicularizar, inferiorizar, menosprezar em frente aos pares; culpabilizar/responsabilizar publicamente, desestabilizar emocional e profissionalmente, fazendo com que a vítima perca, simultaneamente, sua autoconfiança e o interesse pelo trabalho. Também é comum que os assediadores atribuam erros ou equívocos ilusórios ao trabalhador, podendo também gerar sobrecarga de atividades para o assediado, assim como maiores exigências na execução de trabalhos desnecessários. (Barreto, 2000)

Brincadeiras e zombarias são comuns nos ambientes de trabalho e podem ser vistas como normais, desde que não passem do humor sadio para o terror psicológico. (Peli, Teixeira, 2006)

Existem cinco principais condutas que configuram o assédio moral:

1ª) Impossibilitar uma comunicação adequada com a vítima, recusando a comunicação direta. A recusa na comunicação direta consiste no tratamento com indiferença, no qual o empregador ou superior hierárquico não se comunica diretamente com a vítima, não a cumprimentando, fingindo, até mesmo sua existência. (Ferreira, 2010)

2ª) Isolar a vítima. O isolamento é uma das práticas consideradas mais comuns dentre as existentes no assédio moral. Nessa fase, os colegas de trabalho já estão envolvidos de tal maneira com o processo que acabam endossando o tratamento que a vítima recebe, talvez por medo ou mesmo por conveniência, passando a tratá-la de modo semelhante. (Ferreira, 2010)

O isolamento promovido pelo superior hierárquico é evidenciado por privar a vítima de informações úteis, não sendo comunicadas as reuniões que serão realizadas, ou, ainda, não lhe passando o serviço que deveria fazer, deixando o empregado, alvo do assédio moral, ocioso no trabalho. (Hirigoyen, 2002)

3ª) Atacar a reputação da vítima. Em desqualificar e desacreditar a vítima, colocando em dúvida sua competência, ou mesmo sua sanidade, para que ela perca sua autoconfiança. O agente assediador utiliza-se de humilhações e ridicularizações, fazendo insinuações quanto à etnia, gênero sexual, religião ou traços físicos da vítima. (Ferreira, 2010)

Para Marie-France Hirigoyen, os assediadores utilizam-se insinuações desdenhosas para desqualificá-la. Fazem gestos de desprezo diante dela (suspiros, olhares desdenhosos, levantar de ombros...). É desacreditada diante dos colegas, superiores ou subordinados. Espalham rumores a seu respeito. Atribuem-lhe problemas psicológicos (dizem que é doente mental). Zombam de suas deficiências físicas ou de seu aspecto físico; é imitada ou caricaturada. Criticam sua vida privada. Zombam de suas origens ou de sua nacionalidade. Implicam com suas crenças religiosas ou convicções políticas. Atribuem-lhe tarefas humilhantes. É injuriada com termos obscenos ou degradantes. (Hirigoyen, 2002)

4ª) Degradar as condições de trabalho. Marie-France Hirigoyen traz-nos uma lista exemplificativa de deterioração das condições do trabalho:

> "Retirar da vítima a autonomia. Não lhe transmitir mais informações úteis para a realização de tarefas. Contestar sistematicamente todas as decisões. Criticar seu trabalho de forma injusta ou exagerada. Privá-la do acesso aos instrumentos de trabalho: telefone, fax, computador... Retirar o trabalho que normalmente lhe compete. Dar-lhe permanentemente novas tarefas. Atribuir-lhe proposital e sistematicamente tarefas inferiores às suas competências. Atribuir-lhe proposital e sistematicamente tarefas superiores às suas competências. Pressioná-la para que não faça valer seus direitos (férias, horários, prêmios). Agir de modo a impedir que obtenha promoção. Atribuir à vítima, contra a vontade dela, trabalhos perigosos. Atribuir à vítima tarefas incompatíveis com sua saúde. Causar danos em seu local de trabalho. Dar-lhe deliberadamente instruções impossíveis de executar. Não levar em conta recomendações de ordem médica indicadas pelo médico do trabalho. Induzir a vítima ao erro". (Hirigoyen, 2002)

5ª) Atacar diretamente a saúde da vítima com uma efetiva violência. Trata-se a conduta mais grave, dentre as elencadas como assédio moral. É o ataque direto à saúde da vítima com efetiva violência, ou seja, violência verbal, física ou sexual.

A violência, em geral, consiste na última conduta adotada pelo agente agressor, uma vez que o assédio moral já é visivelmente percebido por todos. Fica difícil para a vítima resistir diante da violência, que inclusive invade a esfera íntima dela. (Ferreira, 2010)

Como exemplos dessa violência, podemos citar: ameaças, agressões físicas, empurrões, "chacoalhões", batidas de porta na cara, gritar com a vítima, devassar sua vida privada, perseguição, causar danos físicos pessoais ou a objetos ligados à vítima, propostas sexuais, lesão à imagem, etc.

A professora Margarida Barreto, uma das maiores pesquisadoras no assunto, diz que os alvos preferências em empresas brasileiras são: (a) as pessoas que têm problemas de saúde; (b) aquelas que retornam de licença maternidade ou de afastamentos após acidentes de trabalho; (c) trabalhadores com mais de 35 anos; (d) os "questionadores", principalmente sobre políticas internas da empresa; (e) os solidárias com outras pessoas que são assediadas. (Peli, Teixeira, 2006)

2. CLASSIFICAÇÃO DO ASSÉDIO MORAL

Podemos classificar o assédio moral nas relações de trabalho sob três vertentes: (I) assédio moral vertical descendente — a agressão parte do superior para o subordinado — tipo mais comum; (II) assédio moral horizontal — a agressão se dá perante trabalhadores da mesma posição e; (III) assédio moral vertical ascendente — mais raro, ocorre quando a agressão parte do subordinado para seu superior. (Santos, 2012)

Sem dúvida, a forma mais comum de se verificar o assédio moral é na posição vertical descendente (superior agredindo subordinado). Nesse caso, o assédio moral emana da hierarquia. Dentro dessa relação, as causas que levam ao processo assediador são diversas, as quais se destacam: o objetivo puro e simples de eliminar a vítima para valorizar o próprio poder (do agressor); há, também, a finalidade de levar a vítima a pedir demissão, o que eliminaria custos adicionais e impediria procedimentos judiciais; e, ainda, há a própria gestão de empresa que incentiva e aprova o assédio moral como meio de administrar seus empregados. (Ferreira, 2010)

A relação também pode ser estabelecida na forma horizontal, ou simétrica, quando o assédio é desenvolvido entre os colegas de trabalho. Geralmente ocorre quando dois empregados disputam a obtenção de um mesmo cargo ou uma promoção. Além disso, há alguns fatores que podem ser responsáveis pela prática desse tipo de assédio moral, como a competição, a preferência pessoal do chefe porventura gozada pela vítima, a inveja, o racismo, a xenofobia e motivos políticos. (Ferreira, 2010)

Situação menos costumeira ocorre quando um superior hierárquico é assediado por um ou mais subordinados. Pode se estabelecer, por exemplo, diante de falsas acusações de assédio sexual, ou, ainda, quando todo um grupo de subordinados se une para 'boicotar' um superior hierárquico indesejado. (Ferreira, 2010)

Há que se ressaltar que as modalidades descritas não excluem a possibilidade de condutas com sujeitos plúrimos. Isso quer dizer que alguém poderá ser vítima de assédio moral tendo como agressor, tanto seu superior hierárquico (assédio moral vertical descendente), como também seus pares (assédio moral horizontal), sendo, nesse contexto, atacada por todos os lados. É o chamado de assédio moral misto. (Nascimento, 2011)

2.1. Algumas variantes do assédio moral

Frisa-se aqui, que o assédio moral pode se travestir de diversas nomenclaturas diferentes, porém, todas, em sua essência, visam reduzir a dignidade do ser humano atacado, seja expondo-o ao ridículo, seja ocasionando situação vexatória, seja humilhando-o. (Santos, 2012)

Analisemos então algumas de suas variantes que, em última instância, constituem-se apenas em espécies de um gênero maior chamado "assédio moral".

a) Mobbing

A palavra *mobbing* deriva do verbo inglês *to mob* que, em português, significa atacar, maltratar, tratar mal alguém, cercar, rodear, tumultuar e amotinar. O substantivo *mob*, donde deriva o verbo, significa gentalha, ralé, multidão, plebe.

O *mobbing* pode ser definido como uma série de ações que se repetem durante um longo período de tempo realizado por um ou mais *mobbers* (colegas) para causar dano a alguém, quase sempre de modo sistemático e com determinado objetivo.

Normalmente, consiste em um processo envolvendo vários indivíduos contra apenas um. Sua utilização hodierna corresponde a perseguições coletivas, as quais podem culminar em violência física. (Ferreira, 2010)

Devemos considerar também a figura do *sighted mobber*, que quer dizer espectador, ou seja, o colega do "mobizado", que assiste ao drama e que se cala, colaborando assim de modo a que o *mobbing* se torne possível, efetivo e tragicamente eficaz.

b) Bullying

O Bullying ou Bullyin, se caracteriza por ser um fenômeno de chacota que teve como precursor o ambiente escolar da Inglaterra, gerando diversos conflitos entre os próprios alunos, onde um(ns) figurava(m) como agente(s) provocador(es) enquanto outro(s) como vítima(s), chegando a casos extremos, porém não raros, de suicídio por parte do provocado em decorrência da humilhação sofrida. (Santos, 2012)

O termo bully em inglês significa provocador, tirânico, sendo que o verbo traduz a ideia de maltratar e intimidar, tratar com desumanidade. A aplicação à relação laboral é visto pela própria Organização Internacional do Trabalho (OIT) como uma forma de violência no trabalho. (Ferreira, 2010)

O bullying define o desejo consciente e deliberado de maltratar uma outra pessoa e colocá-la sob tensão; é um termo que conceitua os comportamentos agressivos e antissociais, utilizado pela literatura psicológica anglo-saxônica nos estudos sobre a violência escolar. (Fante, 2005)

O fenômeno bullying estimula a delinquência e induz a outras formas de violência explícita, produzindo, em larga escala, cidadãos estressados, deprimidos, com baixa autoestima, capacidade de autoaceitação e resistência à frustração, reduzida capacidade de autoafirmação e de autoexpressão, além de propiciar o desenvolvimento de sintomatologias de estresse, de doenças psicossomáticas, de transtornos mentais e de psicopatologias graves. Tem, como agravante, interferência drástica no processo de aprendizagem e de socialização, que estende suas consequências para o resto da vida podendo chegar a um desfecho trágico. (Calhau, 2009)

O bullying vai de chacotas e isolamento até condutas abusivas de conotação sexual ou agressões físicas. Refere-se mais a ofensas ou violência individual do que organizacional". (Hirigoyen, 2002)

É de se notar que, embora sem distinções de relevo, alguns pesquisadores do tema (juristas, sociólogos, psicólogos, médicos, educadores, etc.) classificam o mobbing como sendo a agressão realizada em ambiente laboral, enquanto o bullying seria a agressão realizada em ambiente escolar. Em que pese tal afirmação, é inócua a tentativa de distinção, vez que tratam de situações de ofensa à dignidade da pessoa humana, com as mesmas consequências para a vítima seja ela trabalhadora ou estudante. (Santos, 2012)

O conceito de bullying foi definido pela Lei 13.185/2015, que institui o Programa de Combate à Intimidação Sistemática (bullying), como "todo ato de violência física ou psicológica, intencional e repetitivo que ocorre sem motivação evidente, praticado por indivíduo ou grupo, contra uma ou mais pessoas, com o objetivo de intimidá-la ou agredi-la, causando dor e angústia à vítima, em uma relação de desequilíbrio de poder entre as partes envolvidas." (art. 1º, §1º, da Lei 13.185/2015).

Esse tipo de violência também pode ser encontrado pela internet, nas redes sociais, à qual é atribuída a denominação: cyberbullying (parágrafo único, art. 2º, da Lei n. Lei 13.185/2015).

c) Stalking

O stalking é um padrão de comportamentos de assédio persistente, que se traduz em formas diversas de comunicação, contato, vigilância e monitorização de uma pessoa-alvo. Estes comportamentos podem consistir em ações rotineiras e aparentemente inofensivas (como oferecer presentes, telefonar frequentemente) ou em ações inequivocamente intimidatórias (por exemplo, perseguição, mensagens ameaçadoras). Pela sua persistência e contexto de ocorrência, este padrão de conduta pode escalar em frequência e severidade o que, muitas vezes, afeta o bem-estar das vítimas, que são sobretudo mulheres e jovens. O stalking consiste na vitimação de alguém que é alvo, por parte de outrem (o stalker), de um interesse e atenção continuados e indesejados (vigilância, assédio, perseguição), os quais podem gerar ansiedade e medo na pessoa-alvo.

O Professor Lélio Braga Calhau, parafraseando Damásio de Jesus, ensina-nos que o stalking é uma forma de violência na qual o sujeito ativo invade a esfera de privacidade da vítima, repetindo incessantemente a mesma ação por maneiras e atos variados, empregando táticas e meios diversos: ligações nos telefones celular, residencial ou comercial, mensagens amorosas, telegramas, ramalhetes de flores, presentes não solicitados, assinaturas de revistas indesejáveis, recados em faixas afixadas nas proximidades da residência da vítima, permanência na saída da escola ou trabalho, espera de sua passagem por determinado lugar, frequência no mesmo local de lazer, em supermercados etc. O *stalker*, às vezes, espalha boatos sobre a conduta profissional ou moral da vítima, divulga que é portadora de um mal grave, que foi demitida do emprego, que fugiu, que está vendendo sua residência, que perdeu dinheiro no jogo, que é procurada pela Polícia etc. Vai ganhando, com isso, poder psicológico sobre o sujeito passivo, como se fosse o controlador geral dos seus movimentos. Segundo Damásio de Jesus, esse comportamento possui determinadas peculiaridades: 1ª) invasão de privacidade da vítima; 2ª) repetição de atos; 3ª) dano à integridade psicológica e emocional do sujeito passivo; 4ª) lesão à sua reputação; 5ª) alteração do seu modo de vida; 6ª) restrição à sua liberdade de locomoção". (CALHAU, 2009)

É bastante difícil delimitar os comportamentos que configuram o fenômeno do stalking. Na realidade, trata-se de uma constelação de condutas que podem ser muito diversificadas, mas envolvem sempre uma intrusão persistente e repetida através da qual uma pessoa procura se impor à outra, mediante contatos indesejados, às vezes ameaçadores, gerando insegurança, constrangimentos e medo na vítima. Em decorrência dessa invasão na sua privacidade, a vítima também inicia um conjunto de comportamentos evitativos, tais como trocar o número do telefone, alterar a rotina diária, os horários, os caminhos e os percursos que costumava fazer, deixar avisos no trabalho ou em casa, ou aumentar os mecanismos de segurança e proteção pessoal, podendo transitar da evitação para a negociação e mesmo para o confronto". (Trindade, 2008)

3. O ASSÉDIO MORAL NA JUSTIÇA DO TRABALHO

O assédio moral encontram-se repelidos pelo princípio da dignidade da pessoa humana, insculpido no art. 1º, inciso III, da Constituição Federal de 1988, fato que decorre do direito à saúde, em especial, à saúde mental, resguardada pelo art. 6º, bem como pelo o direito à honra, previsto no art. 5º, inciso X, ambos de nossa carta magna.

A proteção a integridade do trabalhador também é assegurado por outros tantos dispositivos infraconstitucionais.

Nos casos em que restar comprovado o assédio moral, surge o dever de indenizar a vítima. Provas como gravações, testemunhas, provas documentais, e/ou conjuntos de indícios que levam à presunção de que as agressões ocorreram, são capazes de respaldar a condenação do agressor e/ou do empregador.

Tal condenação à indenização visa compensar essa vítima pelo seu sofrimento, dor e vergonha, bem como tem o efeito pedagógico-punitivo ao empregador, que tolerou, negligenciou, não evitou, incentivou ou patrocinou o comportamento. A pena tem o condão de fazer o empregador repensar sobre as condutas perpetradas no local de trabalho pelo qual é responsável.

3.1. Exemplos ilustrativos

A 3ª Turma do Tribunal Superior do Trabalho, por exemplo, através de decisão unânime, condenou uma empresa ao pagamento de indenização por dano moral a uma analista de call center que - quando não conseguia cumprir as metas que lhe eram impostas - tinha o seu nome colocado num boneco que ficava exposto numa caixa de papelão colocada na entrada do local de trabalho.

Ainda, Desembargadores da Segunda Turma de Julgamento do Tribunal do Trabalho da Paraíba julgaram procedente o recurso de um trabalhador de uma empresa de segurança de valores que pediu indenização por danos morais. Ele alegou que ouvia chacotas e piadas dos vigilantes por usar, como uniforme, um macacão cinza e era, frequentemente, chamado de presidiário. Aduziu que ao voltar do horário de almoço, por exemplo, era ofendido com gritos e empurrões dos colegas dizendo que "o banho de sol tinha acabado". A despeito de ter informado a diretoria da empresa sobre o fato, nenhuma providência foi tomada. A decisão considerou o caso como procedimento típico de assédio moral na modalidade *bullying*.

No Rio de Janeiro, um banco foi condenado a indenizar uma funcionária em duzentos mil reais por assédio moral. No processo, comprovou-se que a trabalhadora era pressionada para atingir metas e humilhada em reuniões com outros empregados.

No Rio Grande do Sul, um trabalhador sofria pressões abusivas para o cumprimento de metas de vendas, era chamado de burro, incompetente e 'gaúcho fracassado' quando não as atingia. Em uma das situações vexatórias, ele era obrigado a colocar dez relógios no pulso por não atingir a quota de venda, só podendo tirar um deles quando o vendia a algum cliente. A empresa foi condenada a pagar uma indenização, por danos morais, no valor de cinquenta mil reais.

4. COMBATENDO O ASSÉDIO MORAL

Como possibilidades ações que combatam o assédio moral no trabalho, estão: promover mudanças na cultura organizacional; educar e capacitar gerentes, pessoas chave e líderes; criar um código de conduta e um código de ética interno; promover práticas que estimulem o respeito, colaboração e integração entre os funcionários; conscientizar e disseminar informações sobre assédio moral; educar e capacitar os funcionários; desenvolver comunicação interna; promover o diálogo, grupos de debate e espaços de escuta.

As proposições de intervenção frequentemente citadas na literatura incluem: criar um espaço de confiança dentro da empresa (comitês, canais de escuta) para que o trabalhador possa expressar suas queixas; estabelecer um terceiro imparcial (mediador) dentro da empresa; aplicar medidas disciplinares e/ou sanções aos agressores e empregadores; identificar e avaliar uma situação de assédio moral, buscando intervir de forma contextualizada, de acordo com a fase na qual a situação se encontra; proteger judicialmente a vítima; minimizar as consequências para a vítima (fornecer apoio psicológico, definir estratégia terapêutica, práticas alternativas, conscientização grupal); formar uma equipe para lidar com o assédio de maneira coordenada e multidisciplinar; possuir conselheiros internos independentes capazes de prover informação da política e dos procedimentos; demonstrar à organização que o assédio moral é um fenômeno complexo e que todos saem perdendo: indivíduo, organização e sociedade; coibir comportamentos inadequados que conduzam ao assédio moral; ter procedimentos especiais para casos em que os envolvidos são de diferentes níveis hierárquicos; tornar visível as situações de assédio moral por parte dos trabalhadores.

Para identificar e combater o assédio moral faz-se necessário que as organizações desenvolvam instrumentos de monitoramento e diagnóstico de riscos psicossociais e definam políticas e ações claras quanto ao assunto — políticas anti-assédio moral (Salin, 2008) — criem canais apropriados para notificação dos casos, combatam o abuso de poder, estimulem e propiciem um clima organizacional onde prevaleçam confiança, justiça e respeito interpessoal aos trabalhadores (Martiningo Filho & Siqueira, 2008), solidifiquem uma cultura organizacional pautada no constitucionalismo e no respeito às diferenças, como alguns dos critérios básicos para avançar em relação a questão.

5. DANO MORAL X DANO PSÍQUICO

De início, lembramos que "assédio moral" é diferente de "dano moral". O primeiro já foi objeto de análise dessa obra.

De forma resumida, por dano moral, entende-se a violação de um dos direitos da personalidade previstos no artigo 11 do Código Civil, como por exemplo, a violação do direito ao nome, à imagem, a privacidade, à honra, à boa fama, à dignidade etc.

É dever do magistrado que aprecia o caso concreto verificar se determinada conduta ilícita, dolosa ou culposa, causou prejuízo moral a alguém, provocando sofrimento psicológico que supere meros aborrecimentos da vida cotidiana, aos quais todos estamos sujeitos.

É essa fina linha que separa o sofrimento passivo de reparação por danos morais daqueles que não ensejam compensação. Não é por acaso que essa é uma das matérias mais discutidas no Poder Judiciário brasileiro, em todas as instâncias.

Em sua obra sobre Responsabilidade Civil, Venosa aprofunda sua análise a respeito do tema, afirmando que o dano moral estará presente quando uma conduta ilícita causar a determinado indivíduo extremo sofrimento psicológico e físico que ultrapasse o razoável ou o mero dissabor, sentimentos estes, que muitas vezes podem até mesmo levar à vítima a desenvolver patologias, como depressão, síndromes, inibições ou bloqueios.

É pacífico que não é qualquer aborrecimento do dia a dia que justifica a indenização por dano moral. Deve-se ter como base, o comportamento do ser humano médio, que é um meio termo entre a pessoa extremamente sensível que se aborrece com qualquer contratempo cotidiano e a pessoa completamente fria, que não altera seu humor ou seu comportamento com os aborrecimentos diários da vida.

Venosa ressalta ainda, que não há critérios objetivos nem mesmo fórmula matemática para a fixação de indenização por dano moral, sendo que nem mesmo a própria vítima possui condições de avaliar monetariamente o dano moral sofrido.

Por essa razão, todos os fatos e circunstâncias devem ser levados em consideração na apreciação do caso concreto pelo magistrado, de modo que se possa fixar na sentença um valor que se revele suficiente a compensar toda dor e sofrimento enfrentado pela vítima, preservar o caráter punitivo-pedagógico dessa modalidade de indenização, não propiciar qualquer enriquecimento ilícito da vítima, sempre ponderando as condições econômicas e sociais das partes.

Por dano psíquico, entende-se uma doença psíquica nova na biografia de uma pessoa, relacionada casualmente com um evento traumático (acidente, doença, delito), que tenha resultado em um prejuízo das aptidões psíquicas prévias e que tenha caráter irreversível ou, ao menos durante longo tempo. (BALLONE, 2005)

Vale ressaltar que "dano psíquico" é diferente de "transtorno mental".

O *dano psíquico* se caracteriza por um prejuízo emocional capaz de resultar em comprometimento das funções psíquicas, de forma súbita e inesperada, surgida após um evento traumático, o qual reflete uma ação deliberada ou culposa de alguém e que causa na vítima prejuízo material ou moral, decorrentes do prejuízo de suas atividades habituais ou laborativas. Portanto, o *dano psíquico, assim como outros danos analisados sob a óptica da responsabilidade legal,* deve, obrigatoriamente, guardar uma relação de causa-efeito incontestável. Ademais, Rovinsky (2004) explica que "a noção jurídica de dano supõe que um evento danoso só pode ser considerado um fenômeno jurídico quando desse evento surgirem consequências que tenham relação com a norma jurídica" (ROVINSKY, 2004).

Os Transtornos ou Doenças Mentais, por outro lado, representam alterações das funções psíquicas que teriam sua origem em causas naturais e biológicas, não podendo ser exclusivamente atribuídos a alguma injúria emocional, embora possam ser agravados por ela (concausa).

Na avaliação do Dano Psíquico a perícia psiquiátrica deve restringir seu objeto aos transtornos psíquicos incapacitantes e permanentes, normalmente especificando o grau da incapacidade constatada. Quando não forem incapacitantes, a vítima, em tese, pode até ser ressarcida, mas não por Dano Psíquico, mas sim por Dano Moral.

Desta feita, são dois os tipos de ressarcimento que interessam ao perito/Justiça. Eles são decorrentes: do dano moral e do dano psíquico.

O dano moral, entretanto, não costuma ser objeto de avaliação pericial, exceto se concorreu para que se desenvolvesse o dano psíquico. Desse modo, o perito não opina sobre a existência e/ou a intensidade do dano moral, mas pode auxiliar o juiz sobre a existência do dano psíquico como consequência do dano moral.

Em relação ao dano psíquico, a psiquiatria forense deve caracterizar de forma clara sua quantificação e qualificação, ou seja, detectar a quantidade do dano e que tipo de transtorno psíquico dele decorreu. Nos casos de avaliação do dano psíquico consequente a traumatismos físicos, que são os casos mais objetivos e fáceis de se lidar, deve-se precisar com clareza o tipo de lesão e/ou a área e função comprometidas que acabaram levando a pessoa a apresentar um Dano Psíquico.

Para Genival Veloso de França, na perícia para avaliação de dano psíquico devem ser verificados os seguintes quesitos:

1 — Questões de natureza penal.

1.1 — Se do dano resultou incapacidade para as ocupações habituais por mais de trinta (30) dias.

1.2 — Se do dano resultou debilidade permanente de membro, sentido ou função.

1.3 — Se do dano resultou perda ou inutilização de membro, sentido ou função.

1.4 — Se do dano resultou aceleração do parto.

1.5 — Se do dano resultou aborto

1.6 — Se do dano resultou incapacidade permanente para o trabalho.

1.7 — Se do dano resultou uma enfermidade incurável.

1.8 — Se do dano resultou deformidade permanente.

2 — Se do dano resultou incapacidade temporária.

2.1 — Se do dano resultou "quantum doloris"

2.2 — Se do dano resultou incapacidade permanente.

2.3 — Se do dano resultou prejuízo de afirmação pessoal.

2.4 — Se do dano resultou prejuízo futuro

3. — Questões diversas de natureza administrativa.

4. — Questões diversas de natureza trabalhista. (França, 2008)

6. REFERÊNCIAS BIBLIOGRÁFICAS

AGUIAR, A. L. S. *Assédio moral*: o direito à indenização pelos maus-tratos sofridos no ambiente do trabalho. São Paulo: LTr, 2005.

BALLONE GJ. Dano psíquico — in: PsiqWeb. Disponível em: <http://psiqweb.net/index.php/forense/dano-psiquico/>. Acesso em: 9 maio 2018.

BRASIL. Lei n. 10.406, de 10 de janeiro de 2002. Institui o Código Civil. Disponível em: <http://www.planalto.gov.br/ccivil_03/leis/2002/L10406compilada.htm>. Acesso em: 9 maio 2018.

BRASIL. Lei n. 13.185, de 06 de novembro de 2015. Institui o Programa de Combate à Intimidação Sistemática (Bullying). Disponível em: <http://www.planalto.gov.br/ccivil_03/_ato2015-2018/2015/lei/l13185.htm>. Acesso em: 12 maio 2018.

BARRETO, M. M. S. *Violência, saúde, trabalho*: uma jornada de humilhações. São Paulo: EDVC ed. da PUC —São Paulo, 2000.

BORSBOOM, D. *A network theory of mental disorders*. World Psychiatry, v. 16, 2017.

CALHAU, Lélio Braga. *Resumo de criminologia*. Niterói: Impetus, 2009.

FANTE, C. *Fenômeno* bullying: como prevenir a violência nas escolas e educar para a paz. Campinas: Verus, 2005.

FERREIRA, H. D. B. *Assédio moral nas relações de trabalho*. Campinas: Russel, 2010.

FRANÇA, G. V. *Medicina legal*. 8. ed. Rio de Janeiro: Guanabara Koogan, 2008.

HIRIGOYEN, M. F. *A violência perversa do cotidiano*. Rio de Janeiro: Bertrand Brasil, 2000.

________. *Mal-estar no trabalho*: redefinindo o assédio moral. Rio de Janeiro: Bertrand Brasil, 2002.

LEYMANN H. Mobbing and psychological terror at workplaces. *Violence and victims*, v. 5, 1990.

MARTININGO, F. A.; SIQUEIRA, M. V. S. Assédio moral e gestão de pessoas: uma análise do assédio moral nas organizações e o papel da área de gestão de pessoas. *Revista de Administração Mackenzie*, v. 9, 2008.

NASCIMENTO, S. M. *Assédio moral*. São Paulo: Saraiva, 2011.

PELI, P.; TEIXEIRA, P. *Assédio moral:* uma responsabilidade corporativa. São Paulo: Ícone, 2006.

ROVINSKY, S. L. R. *Dano psíquico em mulheres vítimas de violência*. Rio de Janeiro: Lúmen, 2004.

SALIN, D. Workplace bullying among business professionals: prevalence, organisational antecedents and gender differences. Doctoral dissertation. Research Reports, Helsinki: Swedish School of Economics and Business Administration, v. 117, 2003.

SALVADOR, L. *Assédio moral*: TRT da 17ª Região reconhece que violação à dignidade humana dá direito a indenização. In: *Justiça do Trabalho, Caderno de Direito Previdenciário: Doutrina e Jurisprudência,* ano 20, n. 230, Porto Alegre, HS Editora Ltda.; São Paulo: Nota Dez, 2003.

SANTOS, W. E. G. Assédio moral, *bullying*, *mobbing* e *stalking*: semelhanças, distinções e consequências jurídicas. In: *Âmbito Jurídico*, v. 96, 2012. Disponível em: <http://www.ambito-juridico.com.br/site/?n_link=revista_artigos_leitura&artigo_id=11051&revista_caderno=25>. Acesso em: maio 2018.

TOLFO, S. R.; OLIVEIRA, R. T. *Assédio moral no trabalho*: características e intervenções. Florianópolis, SC: Lagoa, 2015.

TRINDADE, Jorge. *Manual de psicologia jurídica para operadores do direito*. 3. ed. Porto Alegre: 2008.

VENOSA, Silvio de Salvo. *Direito civil*: direito de família. 15. ed. São Paulo: Atlas, 2015.

Capítulo 11

Casos clínicos

Pablo Ferreira Bernardes

1) A., sexo feminino, 39 anos, branca, divorciada, superior incompleto (Comunicação Social), bancária (cargo: gerente). Afastada das atividades laborais desde 2005.

1. HISTÓRIA DA DOENÇA ATUAL

Após licença de dois anos por causa de Lesão por Esforço Repetitivo / Doença Osteomuscular Relacionada ao Trabalho (LER/DORT), A. retornou ao labor em 2004 noutra agência bancária. Nessa ocasião, estavam implantando um programa de qualidade que consistia em mudanças de operação e de *layout* das agências. No novo posto de trabalho, A. (na função de gerente, com mais dois colegas) relata sobrecarga de trabalho e pressão pelo cumprimento de metas (venda de produtos aos clientes). No último mês antes do término do programa de qualidade, um colega adoeceu e o outro foi transferido, restando apenas ela para fazer as atividades dos três. Pediu ajuda, mas não obteve. "Eles disseram que era um teste e que, se eu passasse, seria promovida." Pouco tempo depois, começou a sentir dores no estômago, taquicardia, tontura, cefaleia, dor no braço direito (LER/DORT), picos hipertensivos, insônia, ansiedade, tristeza, acessos de choro. Em 2005, teve crise hipertensiva; foi atendida em pronto-socorro e encaminhada a tratamento psiquiátrico. Iniciou venlafaxina 75 mg/dia e alprazolan 0,5 mg/dia. Posteriormente, foi conduzida ao Instituto de Psiquiatria da UFRJ para tratamento (a prescrição foi modificada para fluoxetina 40 mg/dia, cloxazolan 4 mg/dia e alprazolan 0,5 a 1 mg/dia). O ortopedista recomendou nova licença por LER/DORT, que foi concedida pelo INSS.

Nas últimas semanas antes do afastamento, A. refere que passou a apresentar indiferença em relação aos outros ("não ligava mais para os colegas, não ligava mais para nada"), irritabilidade, raiva no trabalho ("queria atingir as metas para me livrar logo daquilo"), raiva dos clientes (chegou a discutir, aos gritos, com um cliente, em razão de uma reclamação dele), cansaço físico e emocional intenso, desânimo, frustração/decepção com o banco, evitação de situações que remetiam ao trabalho. "Na verdade, sinto uma ojeriza ao banco". Ao saber que sua agência ganhara o prêmio de qualidade, disse que não sentiu nada. Relata que passou a sentir-se incapaz de realizar as atividades que antes eram rotineiras e que perdeu a sensação de realização pessoal e profissional. Relata estar triste, desanimada, com raciocínio lento.

2. HISTÓRIA DE TRABALHO

Começou a trabalhar com 18 anos, como vendedora. Depois passou à assistente administrativa e de *marketing*. Aos 21 anos, ingressou no banco X, inicialmente como auxiliar administrativa na área operacional. Em seguida, passou à área comercial, no setor de atendimento ao cliente, chegando a gerente comercial.

No trabalho, sempre se considerou uma pessoa extremamente dedicada, responsável e eficiente. "Sempre dei o máximo de mim; gostava de resolver os problemas, colocava-me disponível para ajudar os colegas... Eu vestia a camisa do banco." Reconhece que, muitas vezes, ultrapassou o limite da resistência. Quando começou a sentir dores decorrentes dos esforços repetitivos (especialmente da digitação), resistiu o quanto pôde até procurar tratamento, sendo finalmente afastada das atividades laborais em 2002.

Às mudanças ocorridas na sua rotina de trabalho, após seu retorno em 2004, incluíram: chegada mais cedo à agência (porém precisava aguardar o tesoureiro e o gerente operacional para entrar); aumento do serviço de compensação e operações bancárias, pois acumulava as funções dela e dos outros gerentes (no entanto, o tempo de execução continuava o mesmo — cerca de 1 hora). Às 10h, abria a agência para o público, mesmo sem conseguir terminar o serviço anterior. Com o tempo, já não conseguia ler o relatório diário (obrigatório), nem se reunir com o gerente geral (pois este não estava mais lá): sem ele, não recebia as metas de produção e tinha de descobrir os dados por conta própria, além de controlar e executar pessoalmente as tarefas da venda. Alega que não havia como delegar tarefas, pois tudo era de sua responsabilidade. "Então, jogava tudo o que não conseguia finalizar para o dia seguinte ou levava material para ler e preencher em casa (contratos, por exemplo)". O desempenho da agência era monitorado pelo superintendente por meio de *e-mails* ("mandavam *e-mails* criticando quedas de produtividade, num esquema de terror"). Em relação aos clientes, também sofria pressões e cobrança de rapidez no atendimento. Para tentar contornar a situação, "chegava a atender duas pessoas ao mesmo tempo, sem contar as interrupções por telefonemas, fax...". Em decorrência da incapacidade de solucionar todos os problemas que se apresentavam — pois muitas vezes dependia da interferência de outros setores do banco —, havia consequências negativas para os clientes (cancelamento de créditos, por exemplo). No final do expediente, relata que era pressionada pelos outros funcionários a encerrar as atividades; mesmo assim, só deixava a agência por volta das 19h.

2.1. Diagnóstico

Episódio Depressivo Grave sem sintomas psicóticos (F32.2, segundo a CID-10), associado à Síndrome do Esgotamento Profissional — *Burn-out* (Z73.0, segundo a CID-10).

2.2. Conduta e Evolução

A avaliação psiquiátrica, conduzida em 2005, concluiu pela identificação de Doença Relacionada ao Trabalho. Em casos como este, a conduta deve ser a notificação ao INSS, por meio da emissão de Comunicação de Acidente de Trabalho (CAT) e de relatório médico detalhado, entregues à paciente. Ela, no entanto, por já estar em Auxílio-Doença Acidentário (código B91) por conta de LER/DORT e, temendo por um não reconhecimento da condição psiquiátrica atual pelo INSS, optou por não entregar a notificação, embora levasse declarações médicas relativas ao tratamento psiquiátrico na ocasião das perícias.

A paciente está em acompanhamento psiquiátrico ambulatorial desde o seu encaminhamento para o Instituto de Psiquiatria da UFRJ. Inicialmente sua prescrição foi modificada para fluoxetina 40 mg/dia, cloxazolan 4mg/dia e alprazolan 0,5 a 1,0 mg/dia. Além disso, foi encaminhada para psicoterapia (em outro serviço).

Evoluiu com manutenção dos sintomas depressivo-ansiosos, que, embora apresentem alguma variabilidade, tendem à intensidade grave e são bastante limitantes em relação às suas atividades cotidianas e sociais. No momento, usa bupropiona 300mg/dia e alprazolan 0,5 a 1,0 mg/dia. No início, a bupropiona foi adicionada à fluoxetina, porém esta acabou por ser suspensa após alguns meses de uso, em razão da ausência de resposta terapêutica esperada e do desenvolvimento de efeitos colaterais.

Apesar do quadro clínico relatado, a paciente recebeu alta pelo INSS em julho de 2008. Dessa vez, optou-se pela emissão da CAT e atualização de seu relatório médico para, finalmente, proceder à notificação de Doença Relacionada ao Trabalho. O caso encontra-se em análise no INSS.

2.3. Discussão

O quadro clínico descrito possui os três componentes principais da síndrome de *burn-out*, a saber: exaustão emocional (importante fadiga física e mental, com sensação de estar sendo exigida além dos limites emocionais), despersonalização (ceticismo, conduta negativa em relação ao trabalho e aos receptores do serviço, distanciamento afetivo das questões relativas ao trabalho — no caso em questão, a conduta de evitação em relação ao banco pode ser considerada uma manifestação de despersonalização) e sentimento de perda da realização pessoal e profissional (que inclui também sentimentos de ineficácia profissional, frustração e fracasso pessoal). É típica a história de grande dedicação ao trabalho nos portadores da síndrome.

Em geral, os fatores relacionados às condições e à organização do trabalho (como sobrecarga, ausência de controle sobre o trabalho — falta de condições para cumprir as tarefas, falta de autoridade para resolver as questões –, falta de suporte social no trabalho, sentimento de injustiça no ambiente de trabalho, conflito de valores) são preponderantes em relação aos fatores pessoais no desenvolvimento do *burn-out*. No caso de A., fazem-se presentes várias das características organizacionais citadas.

A evolução dos eventos descritos na história clínica revela fortes indícios do caráter reativo e da íntima reação entre o adoecimento de A. e o trabalho, culminando com o desenvolvimento do quadro depressivo. Por sua vez, a associação entre *burn-out* e o quadro depressivo é frequente; essa relação pode ser decorrente de antecedentes etiológicos comuns (ligados ao estresse crônico, por exemplo), geralmente sendo o *burn-out* uma fase (ou um precursor) no desenvolvimento da depressão. Justifica-se, assim, o diagnóstico adicional de episódio depressivo e o estabelecimento do nexo causal entre trabalho e doença, podendo este ser enquadrado no Grupo II da Classificação de Schilling (nexo epidemiológico — trabalho como fator de risco contribuindo para a ocorrência de doenças mais frequentes ou mais precoces em determinados grupos ocupacionais) ou até mesmo no Grupo I (trabalho como causa necessária para o desenvolvimento do transtorno — considerando o *burn-out* uma condição estritamente relacionada ao trabalho). Além disso, a associação de *burn-out* à depressão está ligada a uma maior gravidade e pior prognóstico clínico, fato também observado no caso em questão.

2) A., sexo masculino, 50 anos, casado, técnico em telecomunicações, funcionário de empresa de telefonia há 28 anos.

3. HISTÓRIA DA DOENÇA ATUAL

Seus problemas de saúde começaram em 1996, com sucessivas mudanças administrativas na empresa: foi transferido de unidade duas vezes e assumiu, sem consulta prévia, posto de gerência, o que aumentou suas atribuições, enquanto reduzia-se o efetivo de pessoal. Suas novas tarefas incluíam a demissão de funcionários. Para aprender o novo serviço, passou a trabalhar até mais tarde nos finais de semana. Começou a sentir-se muito cansado fisicamente, ansioso, tenso e insone. Após a privatização da empresa, instalou-se o processo de reestruturação produtiva, com demissões em massa e expansão dos serviços. Os novos contratados não estavam suficientemente qualificados para as funções, exigindo maior esforço na tarefa de supervisão. Havia sucessivas mudanças de diretriz ("mandavam a gente fazer tudo de um jeito e, no dia seguinte, não era mais nada daquilo; o trabalho era jogado fora"), além das ameaças de demissão, da desmoralização dos funcionários e das exigências cada vez maiores de rendimento ("quando a meta não era alcançada, éramos tidos por incompetentes; quando conseguíamos, deveríamos ter nos esforçado mais para superá-la"). Além do cansaço físico, sentia-se exigido além do seu limite emocional. Pensar em trabalho deixava-o irritado e impaciente, ao contrário do que sempre foi (considerava o trabalho como prioridade, fonte de satisfação pessoal e orgulho). Além da ansiedade, A. passou a apresentar tristeza profunda, falta de prazer nas atividades, dificuldade em tomar decisões, perda de apetite e de peso (cerca de 14 kg em 7 meses), "brancos" de memória, desesperança, sentimento de desvalorização pessoal e vontade de morrer. Foi, então, afastado de suas atividades laborativas e iniciou tratamento psiquiátrico em 2000.

3.1. Diagnóstico

Síndrome de *burn-out* (CID-10 Z73.0) associada a Transtorno Depressivo sem sintomas psicóticos (CID-10 F32.2).

3.2. Conduta e Evolução

Fez uso de diversas associações: tioridazina 10-30 mg/dia, cloxazolam 2 mg/dia, sulpirida 300-600 mg/dia, biperideno 2-4 mg/dia, nortriptilina 25-75 mg/dia. Foi encaminhado ao Instituto de Psiquiatria da Universidade Federal do Rio de Janeiro (IPUB) após 2 anos de tratamento privado. Vinha em uso de oxcarbazepina 600 mg/dia, clonazepam 4 mg/dia e levomepromazina 50 mg/dia, que foram então substituídos por imipramina 75-150 mg/dia, clorpromazina 100 mg/dia e diazepam 10 mg/dia (esquema atual). Evoluiu com melhora importante da ansiedade e da insônia, melhora parcial dos sintomas depressivos e intensa dificuldade de lidar com situações referentes ao trabalho. Foi aposentado por invalidez 1 ano após sua admissão no ambulatório do IPUB.

3.3. Discussão

O caso descrito apresenta vários dos fatores relativos à organização do trabalho considerados por Maslach et al. como determinantes do *burn-out* — sobrecarga, insegurança em relação às tarefas, falta de condições para exercer o trabalho, insegurança quanto à permanência no emprego, falta de suporte da equipe/chefia, sentimento de desmoralização pessoal no ambiente de trabalho, sentimento de injustiça. Os fatores pessoais de dedicação ao trabalho também estão presentes. Os sintomas emocionais desenvolvidos pelo paciente correspondem às três dimensões características da síndrome de *burn-out*. O paciente apresenta também transtorno depressivo. Segundo Freudenberger, o "estado depressivo" presente no *burn-out* seria temporário e orientado para uma situação precisa na vida da pessoa (no caso, o trabalho), além do que não estaria presente o sentimento de culpa, característico da depressão; também para Maslach, o *burn-out* afetaria somente o campo profissional, enquanto que a depressão atingiria todas as áreas da vida do indivíduo. Brenninkmeyer sistematiza essas diferenças. Comparados a indivíduos deprimidos, os que têm *burn-out*: 1) aparentam mais vitalidade e são mais capazes de obter prazer nas atividades; 2) raramente apresentam perda de peso, retardo psicomotor ou ideação suicida; 3) têm sentimentos de culpa mais realistas, se os têm; 4) atribuem sua indecisão e inatividade à fadiga (não à própria doença); e 5) apresentam, mais frequentemente, insônia inicial, em vez de terminal (como na depressão). A natureza da associação *burn-out* / depressão ainda não é bem conhecida: pode se dever a antecedentes etiológicos comuns (ligados ao estresse crônico ou a fatores de personalidade, como traços neuróticos, por exemplo), podendo ser o *burn-out* uma fase (ou um precursor) no desenvolvimento de um transtorno depressivo. Iacovides sugere que *burn-out* e depressão poderiam compartilhar várias características "qualitativas", especialmente nas formas mais graves de *burn-out*, propondo que sejam aplicados os dois diagnósticos em certos casos, tais como aqueles em que haja maior grau de disfunção no trabalho do que de sintomatologia depressiva, início da disfunção antes do início da depressão maior ou a existência de uma atitude negativa em relação à profissão que não pode ser explicada como uma manifestação da depressão. A sobreposição, no caso apresentado, da síndrome de *burn-out* com depressão leva-nos a duas hipóteses: 1) a demora no reconhecimento do problema poderia ter resultado no desenvolvimento de uma complicação (o Transtorno Depressivo); ou 2) tal caso pertenceria a um subtipo de pacientes com maior vulnerabilidade ao desenvolvimento de *burn-out* e que estaria associado com maior gravidade do quadro e semelhança fenotípica com depressão (de acordo com o estudo de Iacovides). Ahola et al. sugerem que "ao lidar-se com população de trabalhadores, é recomendável aferir-se tanto a existência de *burn-out* quanto de depressão". Este caso é um exemplo de que o *burn-out* parece estar relacionado não a profissões específicas, mas à maneira como se organiza o trabalho, independentemente da atividade exercida. O determinante fundamental parece ser a impossibilidade encontrada por pessoas profundamente empenhadas em atingir um ideal (aqui representado pelo engajamento no trabalho) de realizar tal meta, impossibilidade esta também determinada pelas características da organização do trabalho.

4. REFERÊNCIAS BIBLIOGRÁFICAS

GLINA, D. M. R.; ROCHA, L. E. *Saúde mental no trabalho*: da teoria à prática. São Paulo: Roca, 2010.

VIEIRA, Isabela *et al*. *Burn-out* na clínica psiquiátrica: relato de um caso. *Rev. psiquiatr. Rio Gd. Sul* [online]. 2006, v.28, n. 3, p. 352-356. ISSN 0101-8108. <http://dx.doi.org/10.1590/S0101-81082006000300015>.

Capítulo 12

Os números do burn-out na Justiça — uma análise de 48 processos julgados no TST

Marcos Henrique Mendanha

1. INTRODUÇÃO

Quem mais processa judicialmente as empresas em razão da síndrome de *burn-out*: homens ou mulheres? Quais as empresas mais processadas? Qual tem sido o valor médio arbitrado para indenizações por danos morais relativas à síndrome de *burn-out*? O que as perícias dizem sobre o nexo de (con)causalidade entre a síndrome de *burn-out* e o trabalho? Nos processos judiciais, quais são as comorbidades mais comuns com a síndrome de *burn-out* encontradas nos trabalhadores? Para aprofundarmos essas e outras questões, realizamos um estudo de 48 processos judiciais que chegaram ao TST (Tribunal Superior do Trabalho).

2. METODOLOGIA

Selecionamos os processos por meio do site *jusbrasil.com.br*. Buscamos entre as decisões do TST as que continham a palavra "*burn-out*" e excluímos os resultados obtidos em duplicidade. Chegamos a um total de 48 processos distintos. As decisões prolatadas pelo TST foram avaliadas individualmente.

3. RESULTADOS ENCONTRADOS APÓS A ANÁLISE DOS 48 PROCESSOS

a) Quanto ao sexo dos autores das ações (reclamantes):

— 25 autoras (reclamantes) eram do sexo feminino (52%);

— 23 autores (reclamantes) eram do sexo masculino (48%).

b) Função administrativa:

— 23 reclamantes desempenhavam funções administrativas (47%);

— 25 reclamantes desempenhavam outras funções — ex.: profissionais da área da saúde, docência, etc. (53%).

c) Quanto às empresas reclamadas:

— 17 processos (35%) foram movidos contra bancos, dos quais 08 foram movidos por mulheres e 09 foram movidos por homens;

— 06 processos (12%) foram movidos por operadores de *call center* contra empresas de telefonia, dos quais 05 foram movidos por mulheres e 01 foi movido por homem.

d) Quanto às comorbidades alegadas pelos autores em conjunto com a síndrome de *burn-out*:

— em 13 processos (27%), a doença alegada foi unicamente a síndrome de *burn-out*;

— nos outros 35 processos (73%), a depressão apareceu 31 vezes em comorbidade com a síndrome de *burn-out* (64% de todos os processos); os transtornos de ansiedade apareceram 06 vezes (12%); o transtorno de adaptação apareceu 05 vezes (10%). Apareceram apenas uma vez em comorbidade com a síndrome de *burn-out*: transtorno bipolar do humor, esquizofrenia e transtorno de estresse agudo.

e) Quanto ao dano moral:

— em 26 processos (54%) houve condenação por dano moral;

— o valor máximo arbitrado para indenização por dano moral foi de R$ 300 mil reais;

— as quatro maiores indenizações por danos morais (R$ 300 mil, R$ 225 mil, R$ 200 mil e R$ 100 mil) foram pagas exclusivamente por bancos e representaram 59,6% do somatório das indenizações por danos morais;

— a média dos valores pagos a título de indenização por danos morais, considerando os 26 processos nos quais houve essa condenação, foi de R$ 53.239,16.

f) Quanto ao nexo de (con)causalidade entre a síndrome de *burn-out* e o trabalho:

— 19 perícias (39%) atribuíram inexistência de nexo entre a síndrome de *burn-out* e o trabalho;

— 18 perícias (37%) atribuíram nexo causal entre a síndrome de *burn-out* e o trabalho;

— 09 perícias (18%) atribuíram nexo concausal entre a síndrome de *burn-out* e o trabalho;

— em 02 casos (4%) não houve prova pericial;

— em apenas 03 casos (6%), o TST julgou de forma diversa da prova pericial:

- dois casos (4%) onde a perícia médica considerou haver nexo concausal entre a síndrome de *burn-out* e o trabalho, mas o tribunal descaracterizou o nexo;
- um caso (2%) onde a perícia médica considerou haver nexo causal entre a síndrome de *burn-out* e o trabalho, mas o tribunal considerou haver nexo concausal.

g) Quanto aos tribunais de origem dos processos:

— TRT — 9ª Região (Paraná): originou 16 processos (33%);

— TRT — 4ª Região (Rio Grande do Sul): originou 06 processos (12%);

— TRT — 18ª Região (Goiás): originou 06 processos (12%);

— TRT São Paulo (todo o Estado): originou 05 processos (10%);

— TRT — 5ª Região (Bahia): originou 03 processos (6%);

— TRT — 12ª Região (Santa Catarina): originou 03 processos (6%);

— TRT — 1ª Região (Rio de Janeiro): originou 02 processos (4%);

Outros 07 processos foram originados em Estados não citados acima.

4. IMPRESSÕES

Apesar do haver uma pequena diferença entre os sexos quanto ao número geral de processos (52% movidos mulheres contra 48% movidos por homens), determinadas atividades (por exemplo: operadores de *call center*) geram mais processos trabalhistas movidos por mulheres.

Os bancos lideram o *ranking* das empresas mais processadas no TST em razão da síndrome de *burn-out*. O grande potencial financeiro desse segmento também explica as maiores indenizações por danos morais atribuídas.

A maior parte das perícias que envolveram alegação da síndrome de *burn-out* (56%) atribui nexo causal ou concausal entre a síndrome de *burn-out* e o trabalho. Desse total, somente em 7% dos casos a Justiça discordou do laudo pericial e desqualificou o nexo.

O elevado índice de comorbidade entre *burn-out* e depressão sugere haver sobreposição de sintomas entre essas duas entidades.

Paraná, Rio Grande do Sul e Goiás geraram 57% dos processos sobre a síndrome de *burn-out* que chegaram ao TST. Destaque para o Paraná, com 33%.

5. REFERÊNCIAS BIBLIOGRÁFICAS

Processos analisados (via www.jusbrasil.com.br):

RR 21947620125090195;

RR-678-24.2010.5.12.0028;

AIRR 22091220115180007

AIRR 112137520135180016;

RR 9593320115090026;

RR 7731004720065090652;

RR 13161120125030037;

RR 7834920105050463;

AIRR 22568120145120060;

RR 5231002820065090005;

AIRR-34200-58.2008.5.05.0464;

RR 21947620125090195;

AIRR 19223120115180013;

AIRR 107936020145140141;

AIRR 974840-90.2007.5.09.0015;

AIRR-7816300-28.2006.5.09.0670;

AIRR 218240-53.2002.5.02.0050;

AIRR 3134020115150031;

RR 1943100322004509000 6;

AIRR 12176320115180003;

AIRR 1375004220095150005;

RR 2071-63.2011.5.18.0001;

AIRR 3933420125090872;

RR 5689520125040733;

AIRR 127605201150 40403;

2953500-22.2008.5.09.0015;

AIRR-1452-29.2010.5.01.0491;

RR 18371920135090662;

AIRR 110356420135120026;

RR 3683520135090662;

57200-19.2008.5.15.0041;

AIRR 2102885620135210002;

RR 23440-73.2004.5.02.0464;

AIRR 110771920155180013;

ARR 13236820135040383;

AIRR 14649820145230003;

AIRR 3513520105200003;

RR 148007620095020021;

ARR 202926420155040221;

ARR 827700-67.2007.5.09.0010;

AIRR 25296020145090669;

AIRR 4066820145060412;

AIRR 11092420145020084;

RR 1400-61.2006.5.04.0403;

ARR 36300-66.2011.5.13.0008;

RR 17806720105090965;

RR 2397004320065090024;

RR 199004220065040512.

Produção Gráfica e Editoração Eletrônica: RLUX
Projeto de capa: FABIO GIGLIO
Impressão em Sistema POD: META | www.metabrasil.com.br